生活の質が
感動的に上がる

なぁさんの1分極伸びストレッチ

ストレッチトレーナー
なぁさん
(@nst_nakata)

大和書房

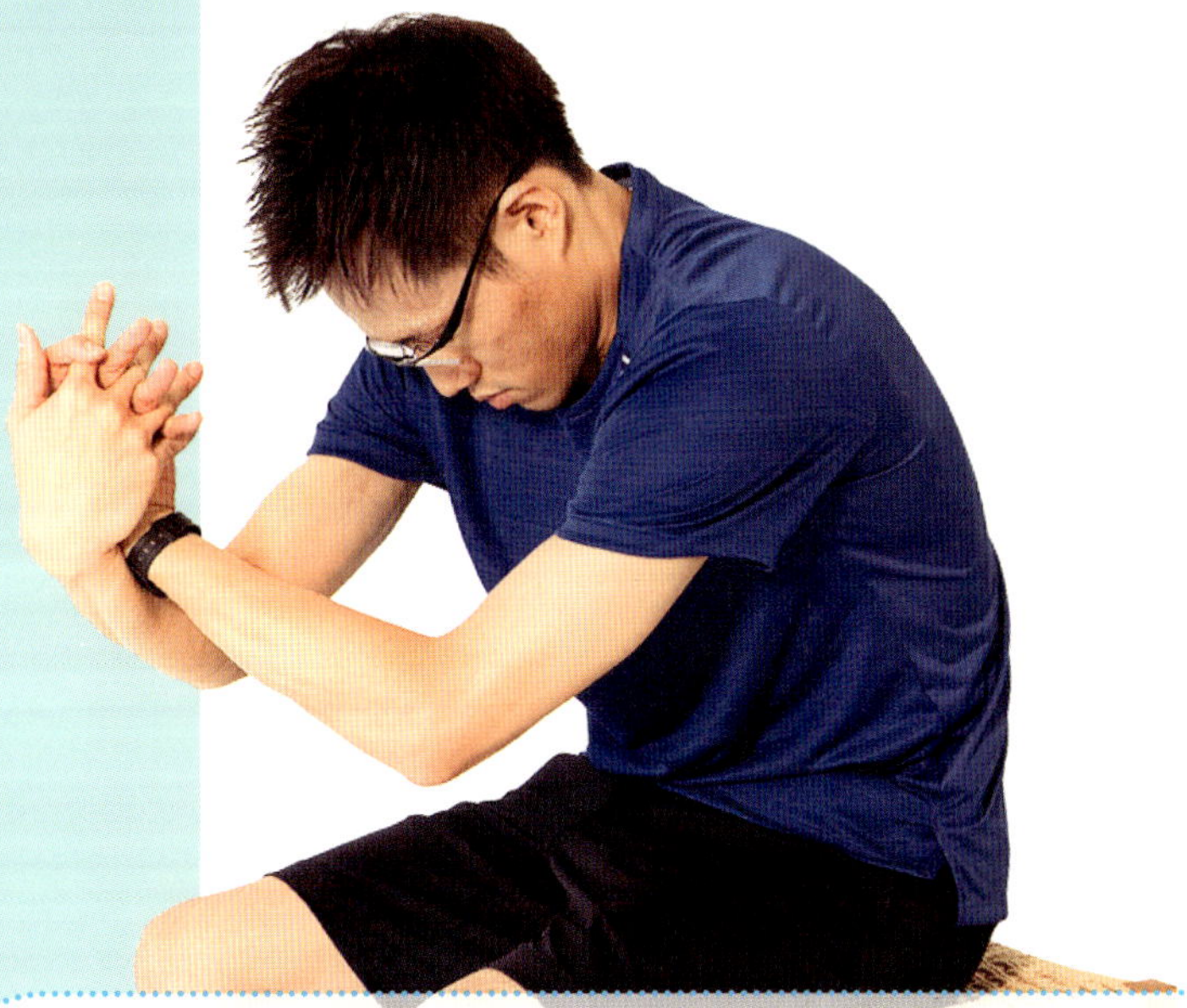

1分極伸びストレッチで

柔軟性が上がり
日常動作が格段にラクになる!

自律神経を整え
ストレスを解消する!

疲労物質を取り除き
コリや痛みが軽減する!

ストレッチは最強のヘルスケアである

ストレッチトレーナーになったきっかけは、会社員時代にお客さんとしてストレッチ専門店に通い、「不調がなくなった」という感動体験があったからです。

トレーナーとして働くようになった今、僕と同じようにデスクワークなどで身体を酷使し、疲労が溜まったり、肩こり・腰痛などの不調に悩まされた大勢の人がストレッチにより改善して、笑顔になっていく場面を数多く見てきました。

ストレッチがすごいのは複雑な知識が必要なく、自分でも手軽に日々のコンディショニングができることです。

しかし残念ながら普段からお客様を見ていて、正しいフォームや正しい知識でストレッチしている人は少なく、身体をセルフケアできている人は極わずかだと気づきました。

この現状を一つのきっかけとして、Twitterでストレッチの情報発信

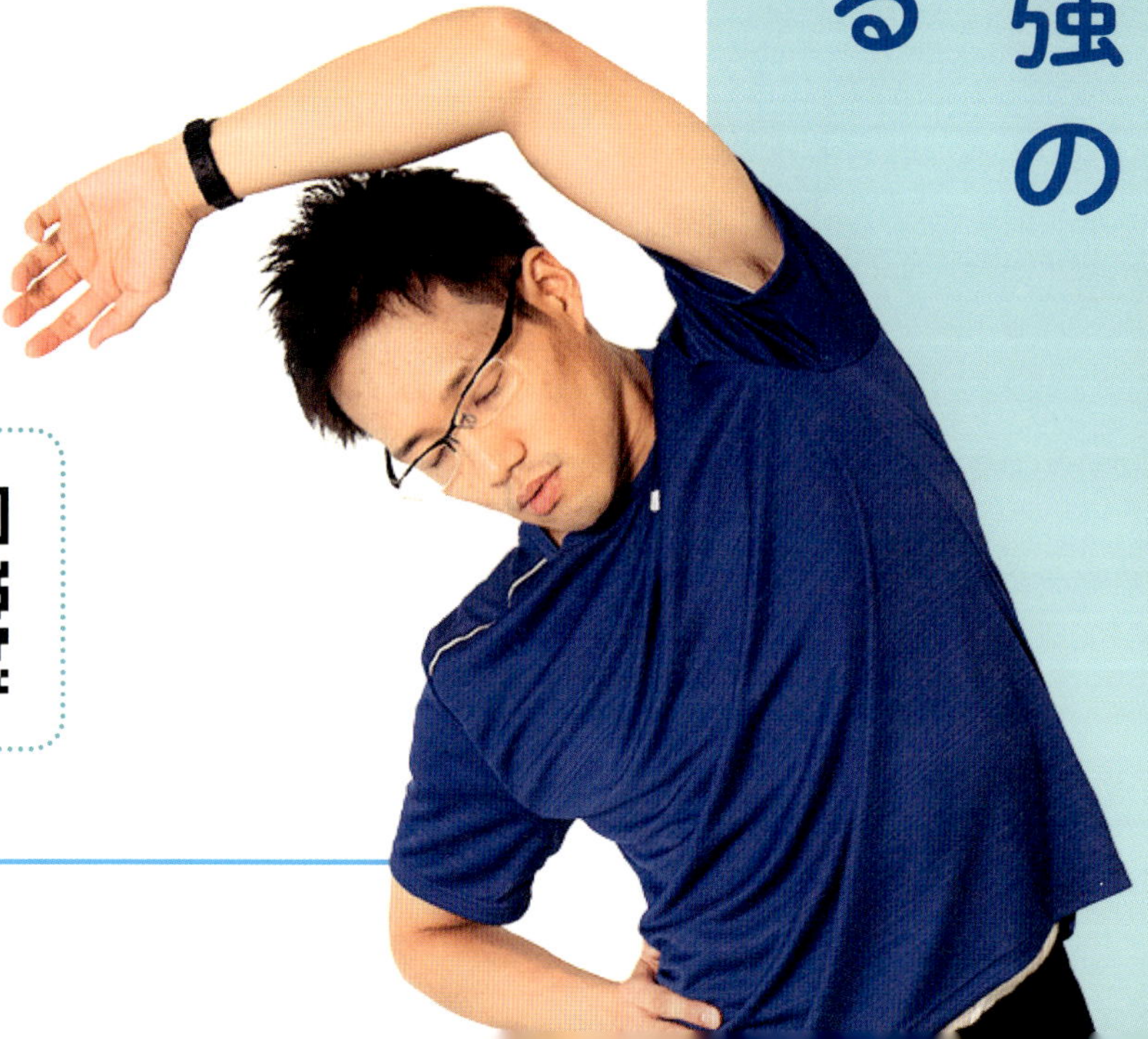

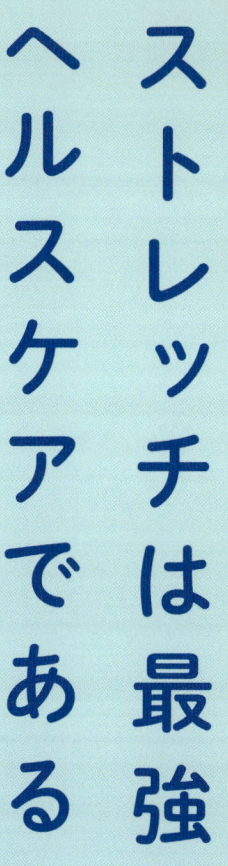

を2019年3月末頃から開始。そこから約6ヶ月ほどで、15万4千フォロワーになりました。また、経営するストレッチ専門店は、今年の1月オープンにもかかわらず、3か月後の4月頃からは予約がほとんど取れない状態に。

僕のストレッチがここまで人気になった理由として、1分間の超シンプルなストレッチで、効果的に伸び、肩こり・腰痛などの症状が改善されると言うことが一番大きいのだと思っています。

この本はそのような多くのお客様に支持されてきたストレッチのエッセンスを凝縮しています。主に、お悩み別に紹介してあり、疲労や不調を感じたらすぐに力になってくれるはずです。いつでもどこでもできるので、デスクやトイレやテレビを見ながらなどでも、リラックスして実践してもらえれば嬉しいです。

画像だけではわかりにくいと言う人のために、すべてのストレッチがQRコードで読み取れる動画付きになっているのでそちらもぜひご覧ください。また、本自体がパカッと180度開けるので、机や床に置くなどして見ながら実践できます。この本をきっかけに少しでも身体の疲労や不調がなくなって、日々の生活が快適なものになれば嬉しいです。

とにかく一度、やってみましょう。

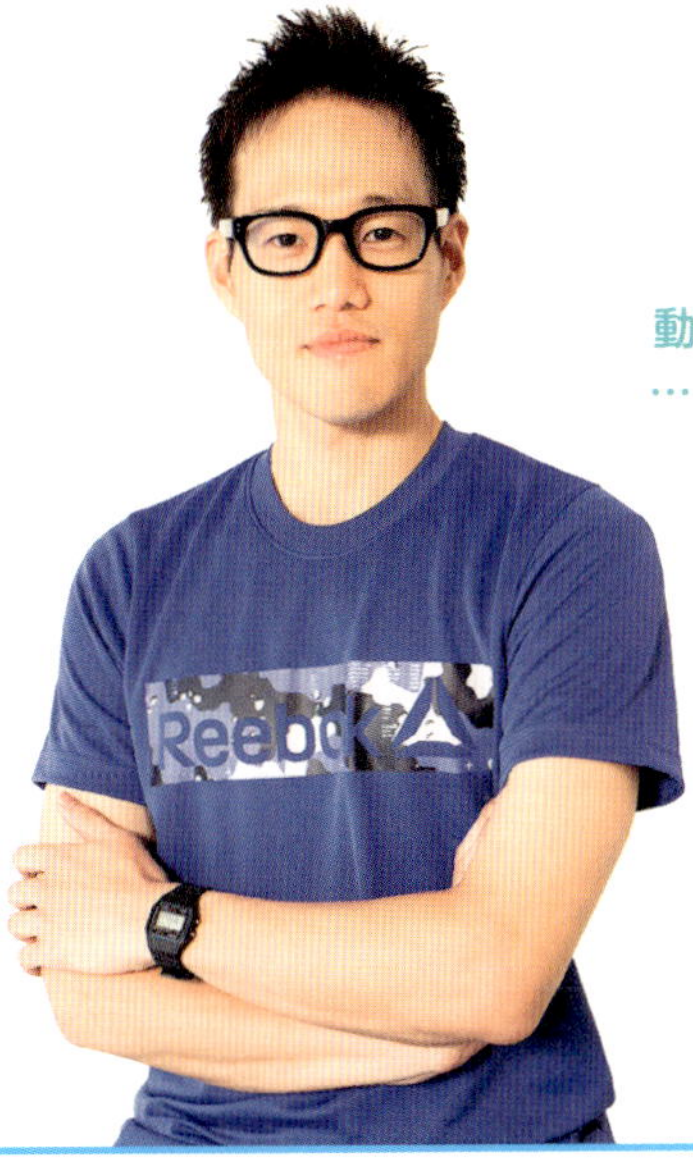

動画でもご挨拶

なぁさん／中田雄大　@nst_nakata

1988年、兵庫生まれ。解剖学を熟知したパーソナルストレッチ専門家。ストレッチ専門店「Nストレッチ」経営。予約募集をかけると数分で定員となる大人気状態。Twitterフォロワーは現在15万5千人（2019年10月現在）。毎日、Twitterでストレッチ動画やストレッチに関する情報を発信しており、「疲れがとれる」「生活の質が3段階上がった」「痛みが軽減された」と話題となっている。

れば「よく伸びる」「身体が変わる」

体験者の生の声

Twitterを始めとした実際に本書のストレッチを体験された方達の感想です。

お悩みの多い順に掲載

お客様やTwitterで寄せられるお悩みの多いランキング順に掲載しています。

部位別で分類

顔まわり〜脚まで、6つの分類でご紹介しています。目次を見れば、気になる部位にすぐ飛んでいけます。

図解入り筋肉解説

伸ばす筋肉の役割を、詳細なイラストと共に解説しています。

よくわかるストレッチ解説

なぜこの筋肉を伸ばす必要があるのか、解剖学的観点からわかりやすく解説しています。

肩まわりのお悩み

第1位

肩の動きを劇的によくする

超簡単「セルフ肩甲骨はがし」

体験者の感想

40代・男性

肩が軽くなり、
頭までスッキリした!

ここを伸ばす!

この筋肉は背骨と肩甲骨の間にあり、肩甲骨を寄せる力があります。ですが、日常生活で使う頻度が低いので、弱くなりやすい筋肉でもあります。つまり、血が巡りにくくて硬くなりやすい筋肉なのです。

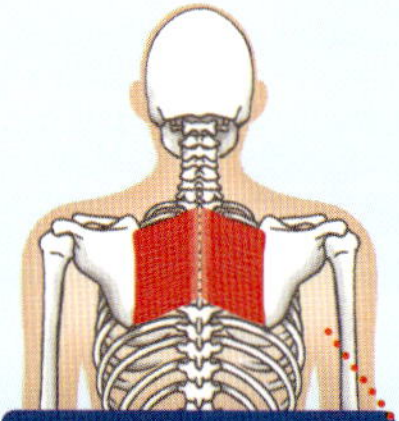

菱《りょう》形《けい》筋《きん》

解剖学的ストレッチ解説

肩甲骨どうしが硬くて詰まった感じがするなら、犯人はこの「菱形筋」。パソコンで仕事をする人の多くが硬くなっていて、普段はなかなか動かさない分、どんどん弱くなってくることで有名です。

そこで、解決策はセルフの「肩甲骨はがし」というわけです。このストレッチすることで、筋肉を動かせば、菱形筋が伸び、肩の可動域が広がっていき、さらに血と酸素が巡ることで一気に動かしやすくなりますよ。

やや深い場所にある筋肉なので、中側から動きやすくなる実感が持てるはず。さらに、ここが動くことで胸が開きやすくなり、丸まった背中がまっすぐに。また、頭痛持ちの人で、このストレッチだけで痛みがほぼなくなったという方もいますよ。

028

本書を活

ポイントで補足

特に気をつけていただきたいストレッチ中の重要な点を解説しています。

動画が見られるQRコード付

ストレッチの正確な動作を実際に動画で見ることができます。※「全画面再生」推奨です。

より簡単なストレッチを掲載

身体が硬い人やストレッチが痛いと感じる人のために、より簡単に行えるストレッチをご紹介しています。

ページが180度オープン

本書は180度ページが開きます。床や机などに置いて読みながら、気軽にストレッチしてください。

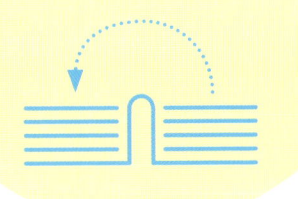

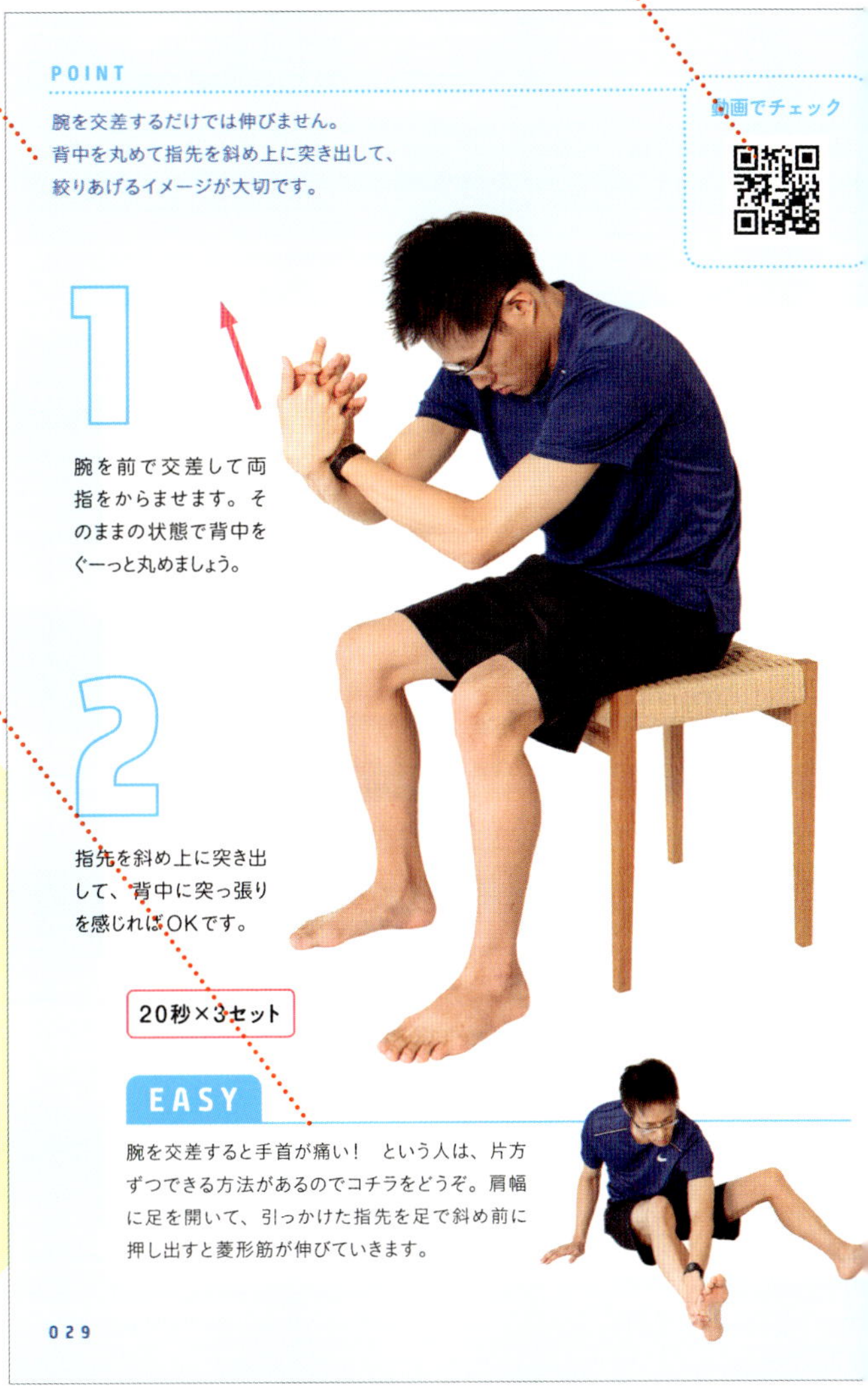

POINT

腕を交差するだけでは伸びません。
背中を丸めて指先を斜め上に突き出して、
絞りあげるイメージが大切です。

動画でチェック

1

腕を前で交差して両指をからませます。そのままの状態で背中をぐーっと丸めましょう。

2

指先を斜め上に突き出して、背中に突っ張りを感じればOKです。

20秒×3セット

EASY

腕を交差すると手首が痛い！　という人は、片方ずつできる方法があるのでコチラをどうぞ。肩幅に足を開いて、引っかけた指先を足で斜め前に押し出すと菱形筋が伸びていきます。

029

最高のセルフストレッチがいつでもどこでも可能に！

本書で伸ばす筋肉ガイド

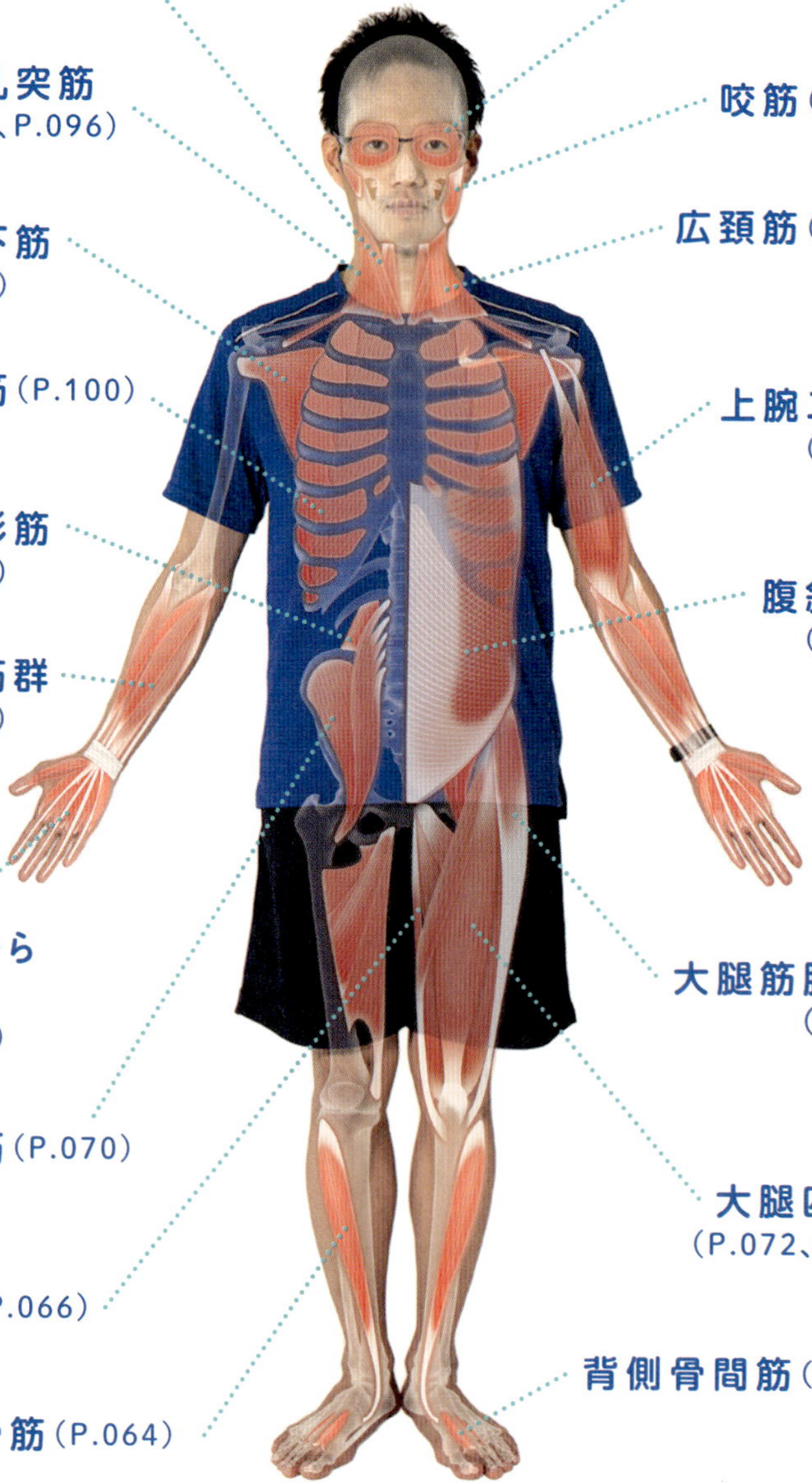

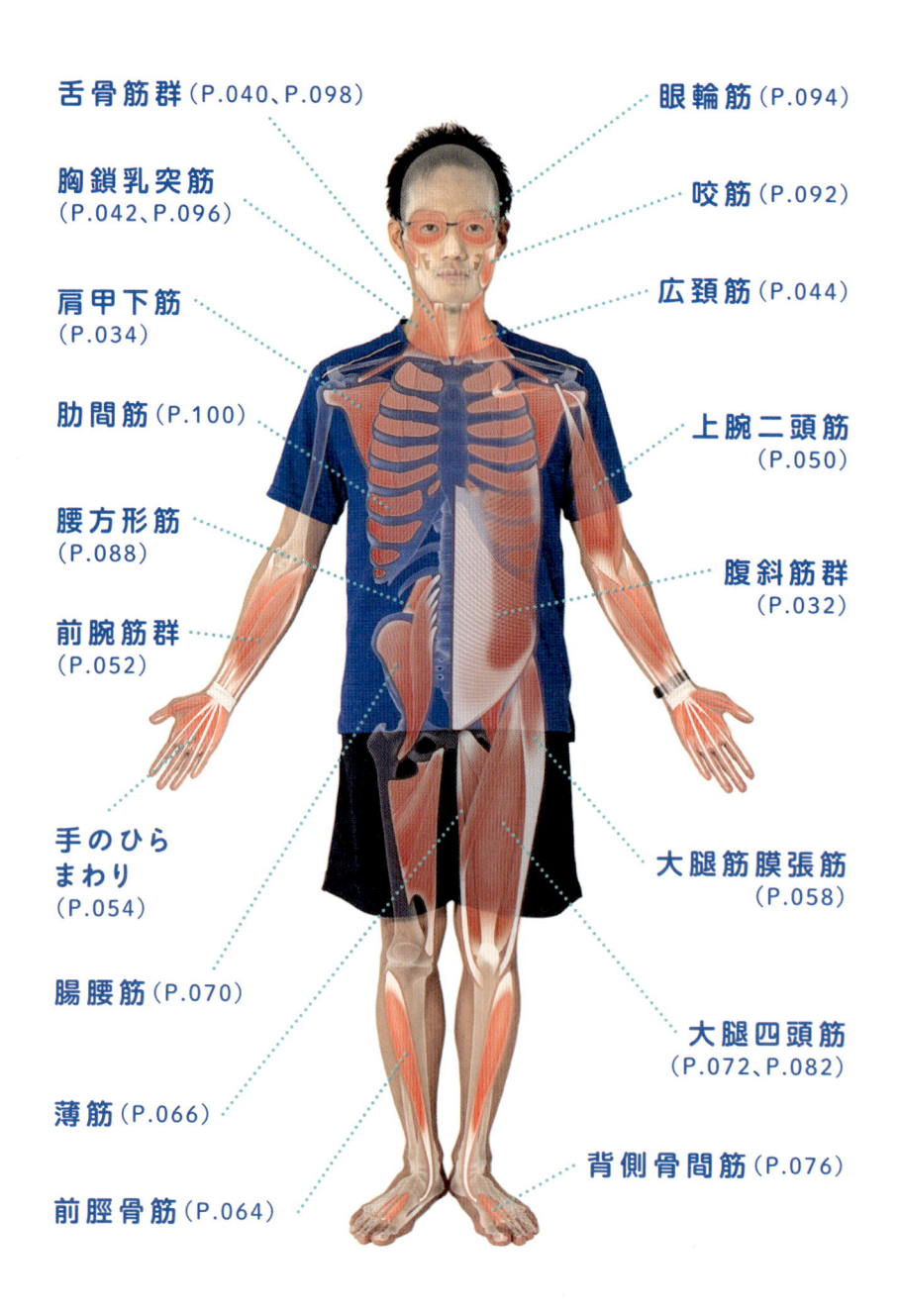

ストレッチをする際は伸ばす筋肉の位置を把握しておくことが大切です。
本書のストレッチでは、主に29種類の筋肉にアプローチします。

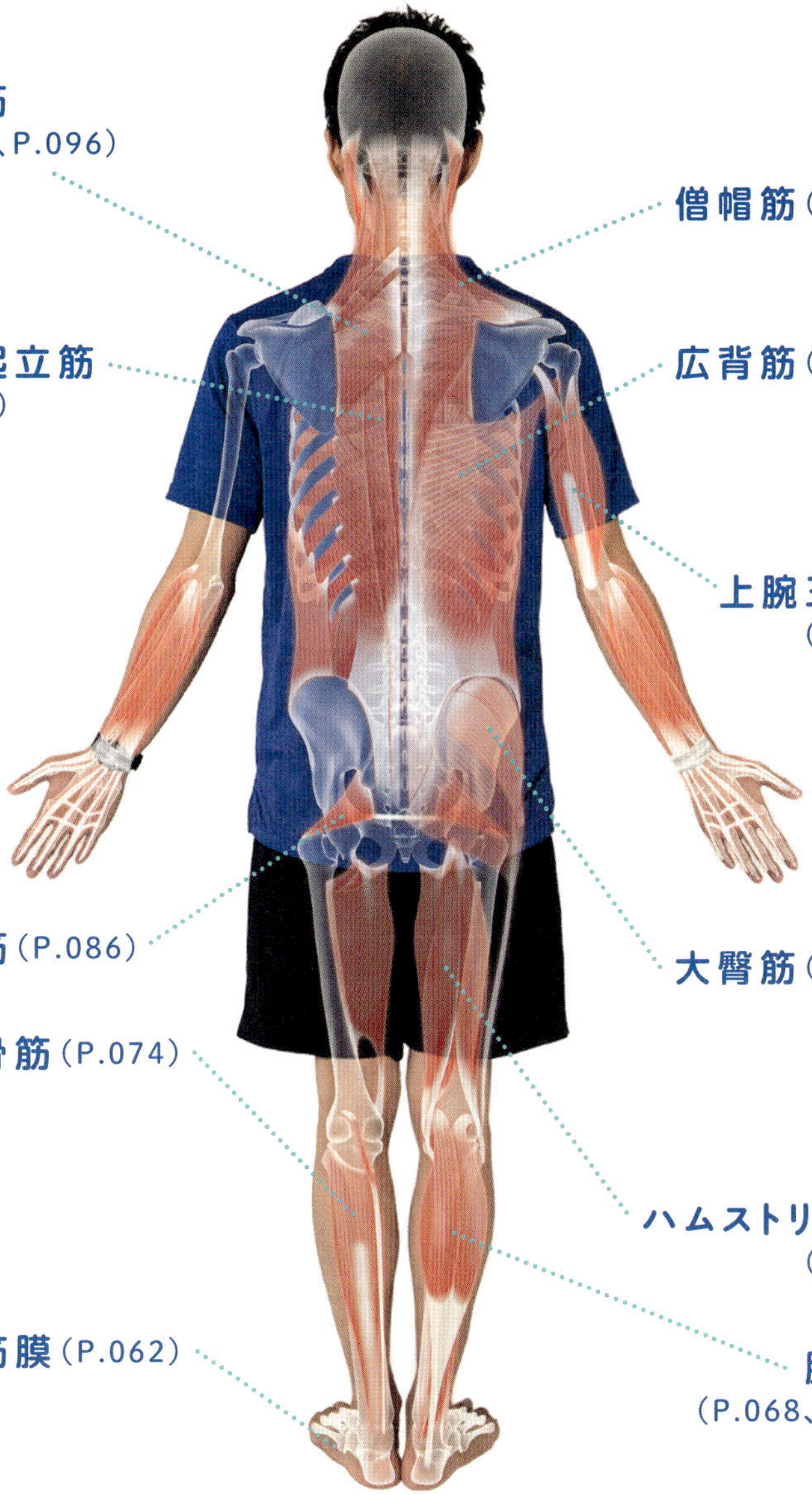

1分極伸びストレッチ3つのルール

1 20秒×3セット(全部で1分)

2 反動はつけずゆっくり伸ばす

3 1セット目=1～2cm伸びるイメージ
2セット目=1セット目の限界値から始める
3セット目=2セット目の限界値から始める

※ストレッチを始めたばかりでキツい場合は無理をせず秒数やセット数を減らしてください。

ストレッチ中の「意識」について

特別に呼吸や筋肉を意識せず、リラックスした状態で行うことが大事です。
変に意識すると筋肉に緊張を招いてしまいます。
ですからテレビを見ながらなど、
自分のリラックスできる空間で、ゆるく続けてください。

1 20秒×3セット（全部で1分）

1回20秒は筋肉がほどよく伸びる目安の時間で、ストレッチに来られるお客様にも勧めています。人によってはキツいストレッチもあると思いますが、EASYストレッチを利用しつつ、20秒×3セット、トータル1分間を目指してください。

2 反動はつけずゆっくり伸ばす

特に気をつけていただきたいのは、「反動をつけない」ということです。

本書の内容は、基本的に「静的ストレッチ（スタティック・ストレッチ）」と呼ばれる「静止した状態で一方向に筋肉を伸ばすストレッチ」なので、反動はつけません。じわーっと伸ばすことにより可動域を徐々に広げて、伸ばしたい部位に効果的にアプローチします。反動をつけて無理に伸ばすと、急激に筋肉を伸ばすこととなり伸張反射が起こりやすく、結果として筋肉が収縮してしまいます。また、無理に反動をつけすぎると怪我にもつながりますので気をつけましょう。

3 1セット目＝1〜2cm伸びるイメージ。2セット目＝1セット目の限界値から始める。3セット目＝2セット目の限界値から始める。

セット間はできる限り休まないでください。1セット目は筋肉が緊張している状態ですので、ゆっくりと気持ちいいくらいに伸ばしてください。2セット目は1セット目の伸ばしきったところから始めて、さらに1cm〜2cm先に伸ばすイメージ。3セット目はさらに2セット目の限界値から1cm〜2cm先に伸ばすイメージです。ただし、「痛気持ちいい」程度で留めておきましょう。無理をすると筋肉が収縮し、逆効果です。最初はキツいかもしれませんが徐々に慣れていきますよ。

Part 1
ストレッチの3大メリット

Part 2

身体のあらゆるお悩みを解消する！
症状別ストレッチ

Part 3

習慣にして身体を常に快適にする！
超ルーティーンメニュー

ストレッチの3大メリット

Part 1

そもそもストレッチは身体に
どのような良い変化をもたらしてくれるのか?

メリット

1 柔軟性が上がり日常動作が格段にラクになる！

1つ目は、柔軟性が上がり日常動作が格段にラクになるということです。

柔軟性がなく、関節周辺の筋肉が硬いと「可動域」が狭くなり、90度も開脚できなかったり、前屈で床に指が触れられない、といったことが起こります。

この状態では、階段の上り下りがしんどくなったり、怪我をしやすくなってしまうなど、様々なデメリットがあります。スポーツをやられる方は、特に、パフォーマンスも十分に発揮できず、怪我もしやすくなってしまうので注意したいところですね。

筋肉が柔らかくなり柔軟性が上がると、日常の様々な動きが軽快になります。

少しのストレッチが、日々の生活の質を大きく上げてくれますので、ぜひ実践してみてください。

ストレッチで身体の柔軟性が上がる仕組みとは？

柔軟性の向上には、一時的なものと長期的なものがあります。まず一時的なものですが、実は、ストレッチを10～20秒程度行うことによって、筋肉を伸ばそうとする動きを止める「伸張反射」という身体の働きがなくなります。さらに、血流が良くなり、酸素がめぐることで、短期的ですが、筋肉がいつも以上に伸びる状態になるのです。次に長期的にストレッチを2ヶ月も続けると、脳に耐性がついて柔軟性がアップし、3ヶ月目からは筋肉が変化していくというデータがあります。筋肉が変化するというのは、簡単に言えば「筋肉が長くなる」ということです。

みなさん筋トレをすれば、筋肉が太くなるということはわかりますよね。同じようにストレッチをすれば筋肉の繊維が長くなっていくのです。筋肉はそうめんの束のようになっている「筋繊維」で出来ており、さらに筋繊維内には「筋原繊維」という細胞があります。筋原繊維は「サルコメア」と呼ばれるものが直列につながってできており、ストレッチをすることによってサルコメアの数が増えて、徐々に徐々に筋肉が伸びていくのです。伸びた分、関節の可動域も広がり、柔軟性が上がるというわけですね。

継続的なストレッチが柔軟性の向上につながっていくので、ゆるくでもいいので、続けてくださいね。

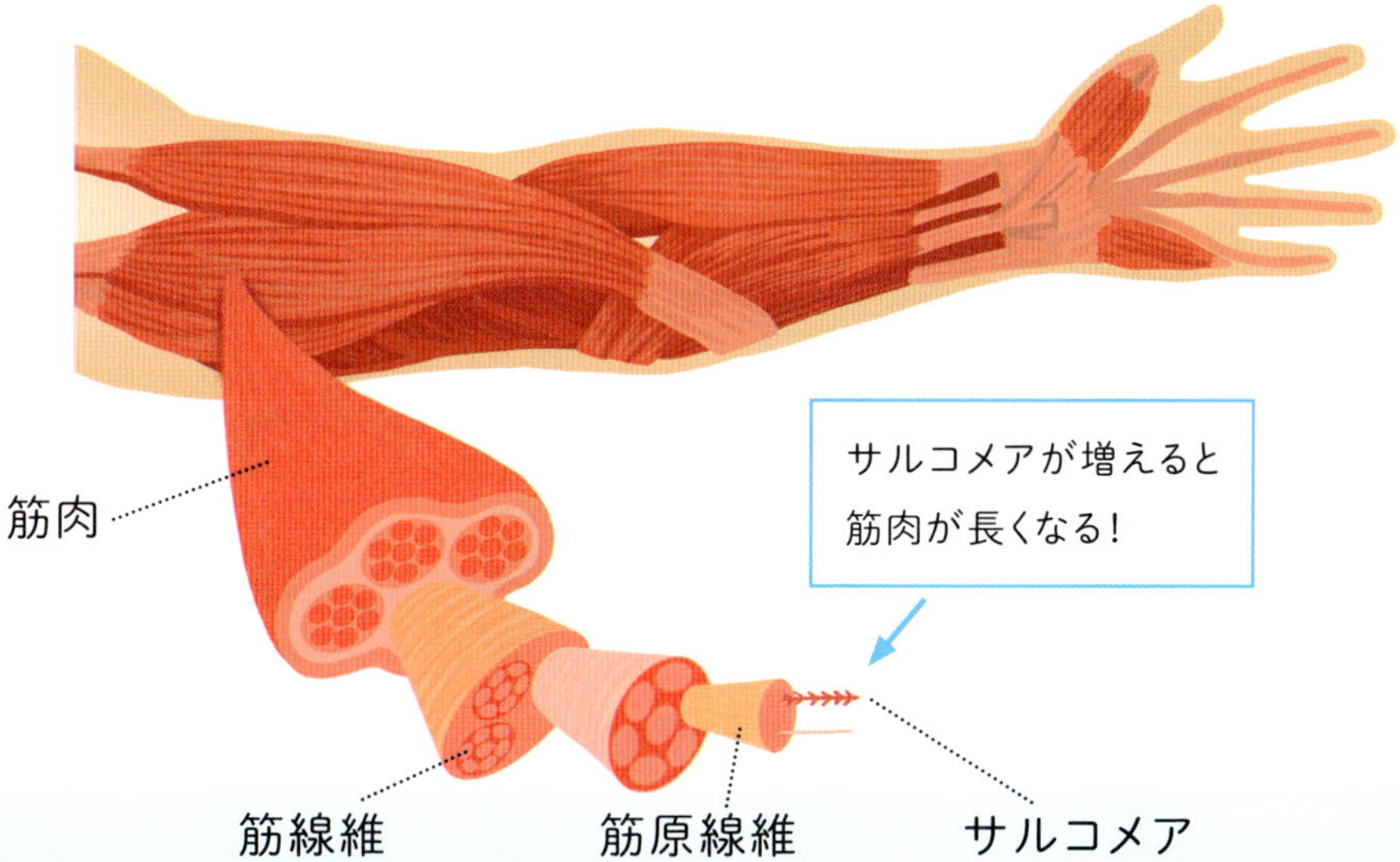

メリット

2 自律神経を整え ストレスを解消する！

2つ目は、ストレスを解消するリラックス効果です。

ツイッターのフォロワーさんからよく「気持ちいい」と言った感想をいただきます。「気持ちいい」と自然と思えるだけで十分なリラックス効果があると思いますが、実はストレッチは実際に「自律神経のバランスを整える」という効果が科学的にも証明されています。

ストレッチをすることで、身体をリラックスさせてくれる「副交感神経」の活動が優位になり、心身を落ち着かせてくれる働きがあるのです。ですから「寝る前にストレッチ」は心地よい睡眠に導いてくれる合理的な活動なんですね。

自律神経を整えるためのストレッチのコツは、痛くならないようにゆっくりと、ある程度の時間をかけてあげることが重要です。

本書のストレッチは基本的に1回20秒程度かけてゆっくりと伸ばし、それを3回繰り返すという方法ですから、リラックス効果が十二分に発揮されるでしょう。

ストレスの軽減はアクティブな活動にもつながるので、ストレッチをすることで身体にも心にも、良いループが生まれていきますよ。

自律神経はストレッチで整う

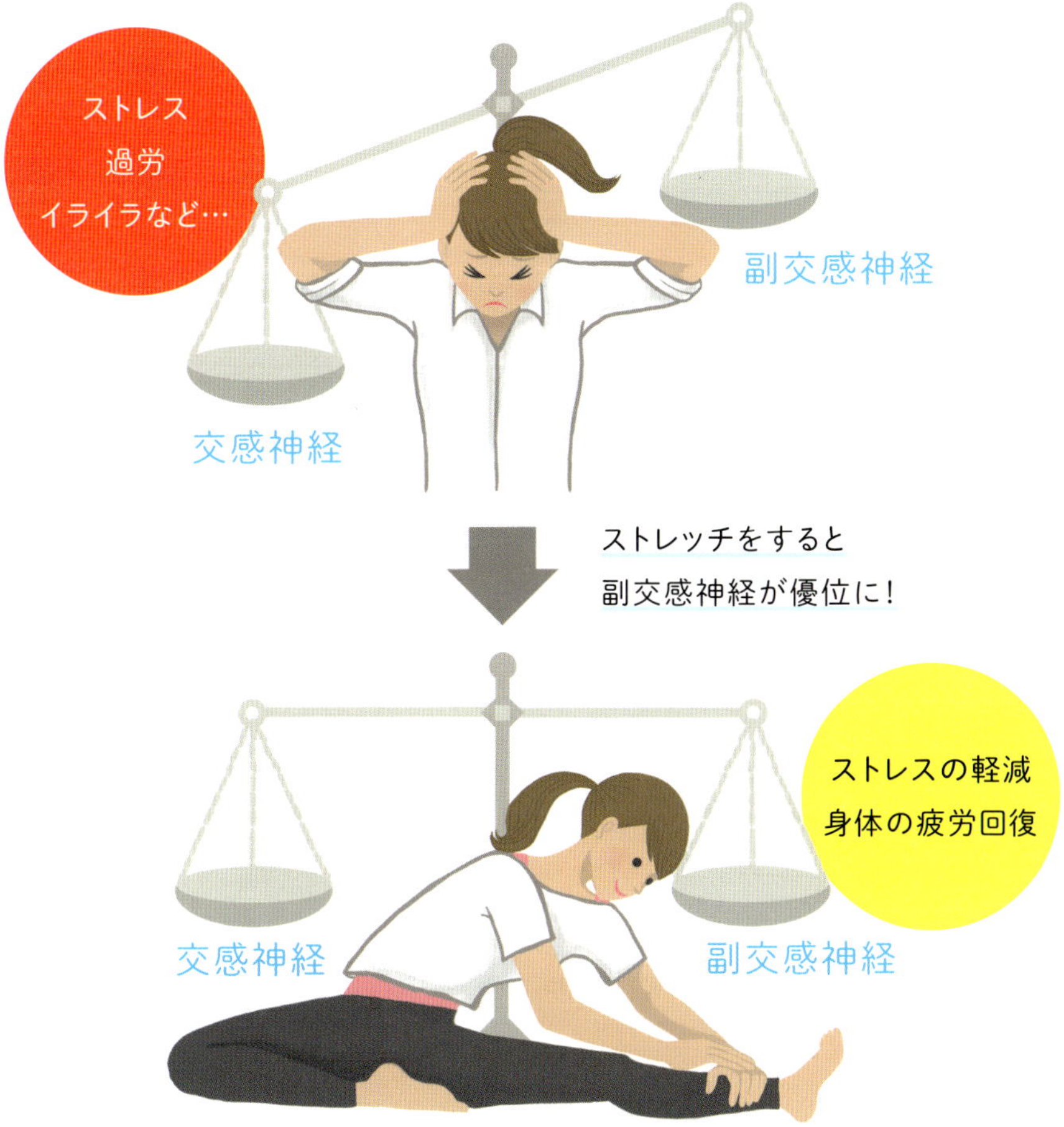

自律神経のバランスが整う!

メリット

3

疲労物質を取り除き コリや痛みを軽減！

3つ目は、短時間で疲労を取り除き、コリや痛みを軽減してくれることです。

身体のコリや痛みの多くは、「筋肉が硬くなっている」ことが原因です。

パソコンでの作業や、スマホの見過ぎなどで、長時間にわたって身体を動かさないということがおこると、筋肉は伸び縮みせず、同じ長さで収縮し続けてしまいます。

そうすると筋肉が硬くなり、その筋肉に血管が圧迫されることで血流が悪化します。

疲労物質となる老廃物などがたまってしまい、コリや痛みといった身体の不調が起こるのです。

ストレッチをすることによって、伸ばした筋肉の血流が良くなり、酸素が巡り、老廃物が流されていき、コリや痛みが解消されるというわけです。

デスクワークをされる方などは特に同じ姿勢で作業をされることが多いと思います。

これは筋肉を硬くする原因ですので、こまめに椅子から立ち上がったり、適度に身体を動かすことが大切です。

今回のストレッチは全て短時間でいつでもどこでも行えるので、ぜひ実践してみてください。

疲労やコリはこうして生まれる

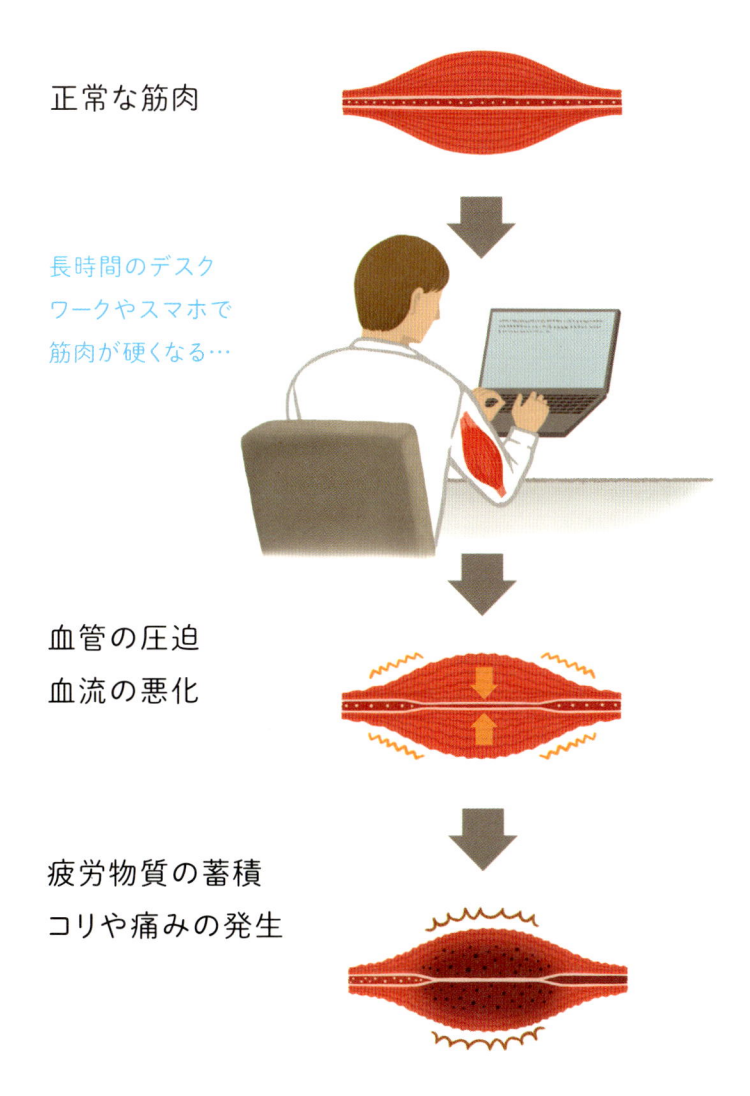

正常な筋肉

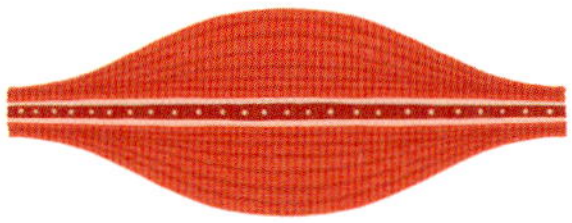

長時間のデスク
ワークやスマホで
筋肉が硬くなる…

血管の圧迫
血流の悪化

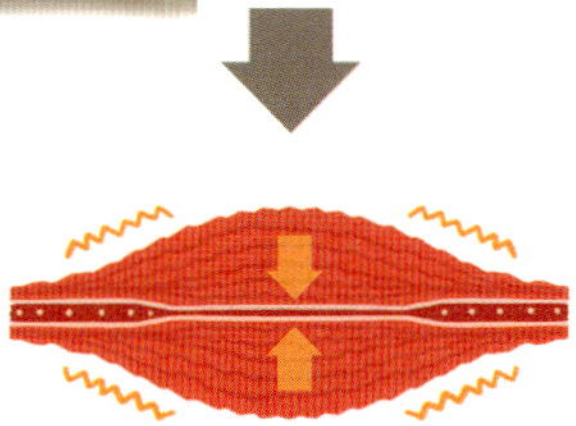

疲労物質の蓄積
コリや痛みの発生

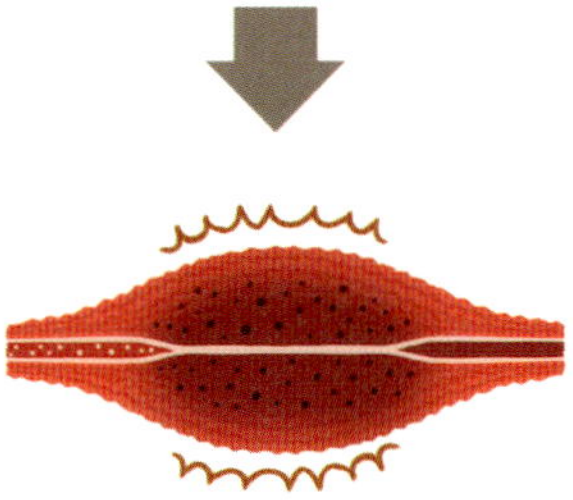

教えて なぁさん!

知っておきたい ストレッチの知識

1

柔らかすぎる身体はデメリットもある

バレリーナのような柔らかすぎる身体は、メリットだけではなくデメリットもあります。

まず、柔らかすぎると逆に姿勢が悪くなってしまう場合があります。多くの人は、柔らかすぎる筋肉を安定させるほどの筋肉量がないので、綺麗な姿勢が保てないのです。もう一点は、関節が不安定になり、怪我などが起こる危険性が高まるということです。バレリーナや体操選手を始めとするプロの方はきちんとトレーニングをしていて、関節を安定させるための筋力がついているから、開脚で180度開くなどの過度な柔軟性があっても問題ないのです。

日常生活を快適に送ることが目的であれば、身体全体を適度に柔らかくすることを意識しましょう。

柔らかすぎると
綺麗な姿勢が
保てません!

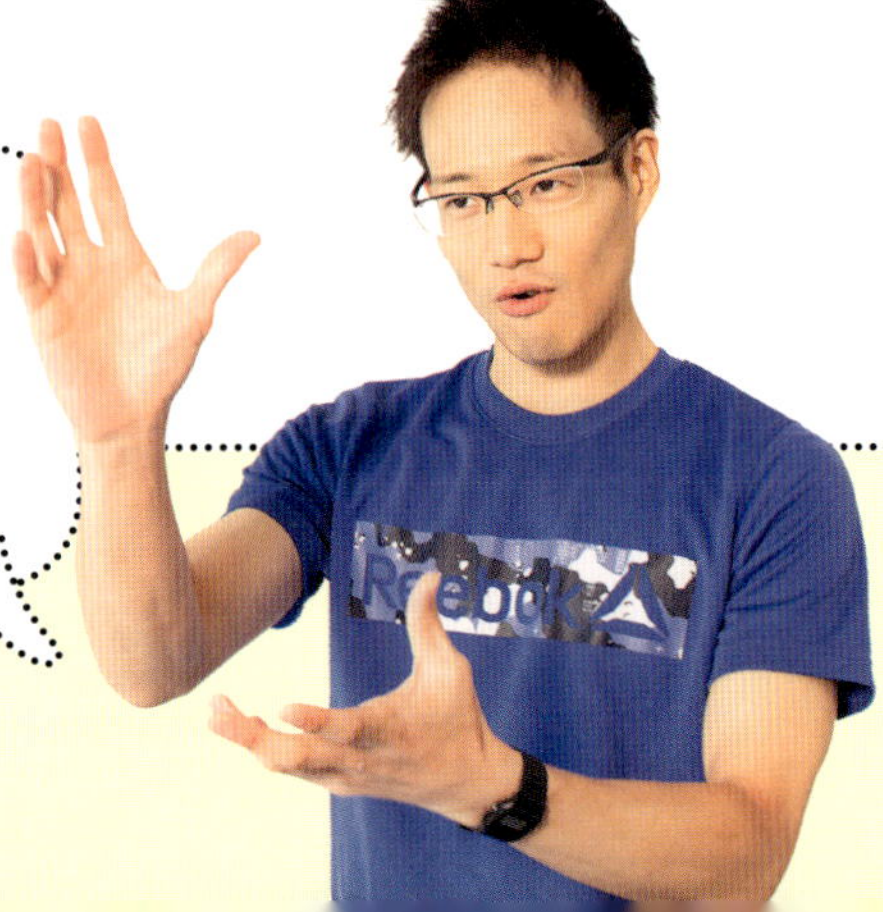

身体のあらゆるお悩みを解消する！

症状別ストレッチ

Part 2

○肩まわり

○首まわり

○腕・手

○脚

○腰・臀部

○顔まわり

これから1分極伸びストレッチを始めよう

基本ルールの再確認

（詳しくはP10〜11へ）

1. 20秒×3セット（全部で1分）
2. 反動はつけずゆっくり伸ばす
3. 1セット目＝1〜2cm伸びるイメージ。
   2セット目＝1セット目の限界値から始める。

   3セット目＝2セット目の限界値から始める。


身体のお悩みにあわせて実践できるストレッチが計32個詰まっています。

疲れを感じる時やお風呂に入った後のリラックスタイムなどに、ゆるくでもいいので実践してみてください。

キツく感じる場合は、EASYストレッチに切り替えたり、無理をせずに秒数やセット数を落とすなどして気楽にチャレンジしてみてください。

それでは始めましょう。

肩まわりのお悩みをスッキリ解消

○肩の動きを劇的によくする
○肩まわりのコリをとる
○猫背を改善する
○巻き肩を改善する
○背中の張りを解消する

肩の動きを劇的によくする

超簡単「セルフ肩甲骨はがし」

体験者の感想

40代・男性

肩が軽くなり、
頭までスッキリした!

ここを伸ばす!

この筋肉は背骨と肩甲骨の間にあり、肩甲骨を寄せる力があります。ですが、日常生活で使う頻度が低いので、弱くなりやすい筋肉でもあります。つまり、血が巡りにくくて硬くなりやすい筋肉なのです。

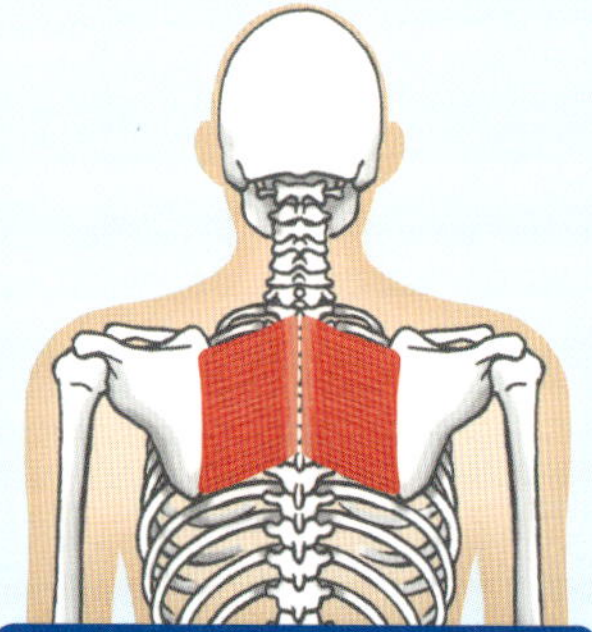

菱《りょう》形《けい》筋《きん》

解剖学的ストレッチ解説

肩甲骨どうしが硬くて詰まった感じがするなら、犯人はこの「菱形筋」。パソコンで仕事をする人の多くが硬くなっていて、普段はなかなか動かさない分、どんどん弱くなってくることで有名です。

そこで、解決策はセルフの「肩甲骨はがし」というわけです。このストレッチすることで、筋肉を動かせば、菱形筋が伸び、肩の可動域が広がっていき、さらに血と酸素が巡ることで一気に動かしやすくなりますよ。

やや深い場所にある筋肉なので、中側から動きやすくなる実感が持てるはず。さらに、ここが動くことで胸が開きやすくなり、丸まった背中がまっすぐに。また、頭痛持ちの人で、このストレッチだけで痛みがほぼなくなったという方もいますよ。

POINT

腕を交差するだけでは伸びません。
背中を丸めて指先を斜め上に突き出して、
絞りあげるイメージが大切です。

動画でチェック

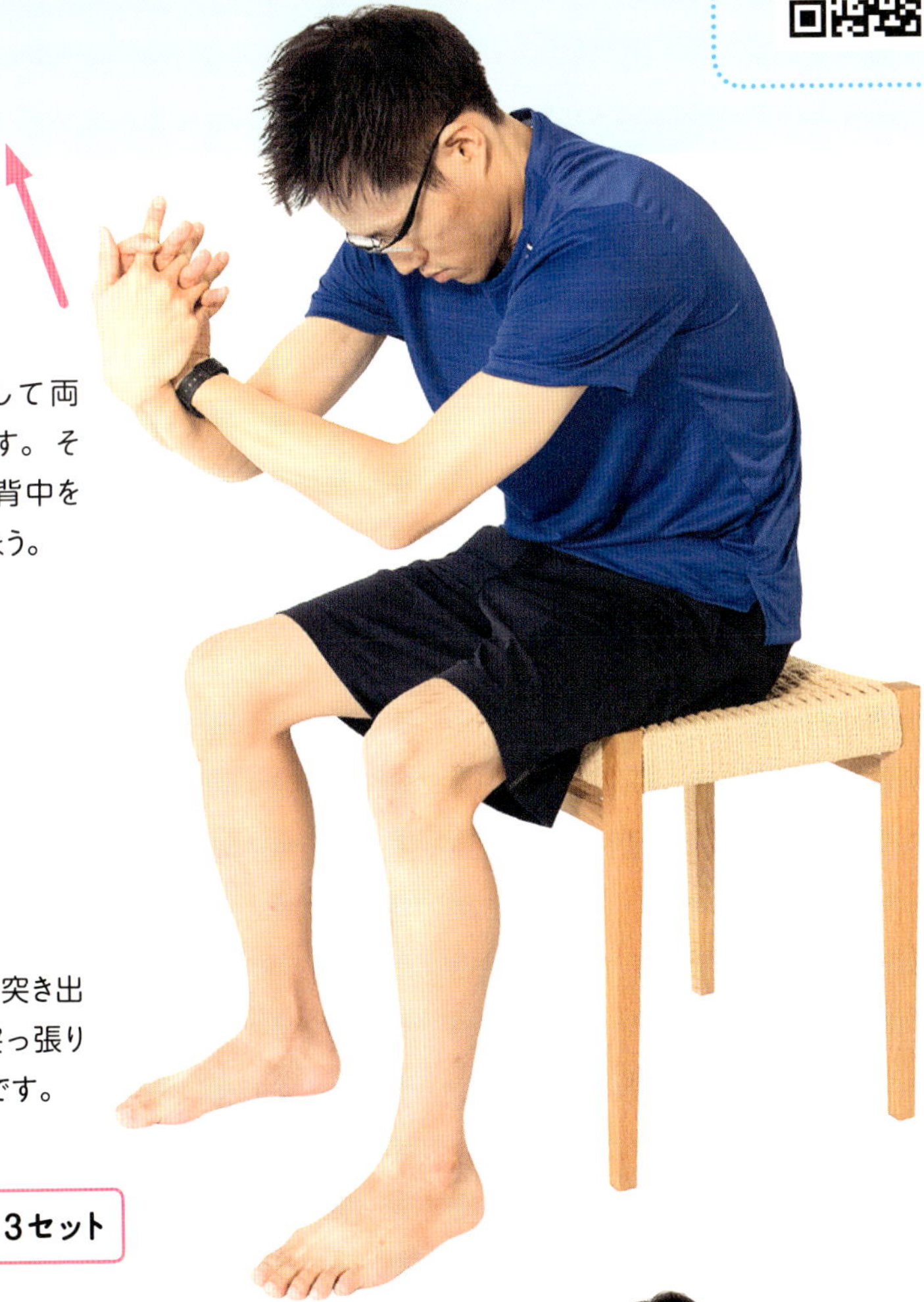

1

腕を前で交差して両指をからませます。そのままの状態で背中をぐーっと丸めましょう。

2

指先を斜め上に突き出して、背中に突っ張りを感じればOKです。

20秒×3セット

EASY

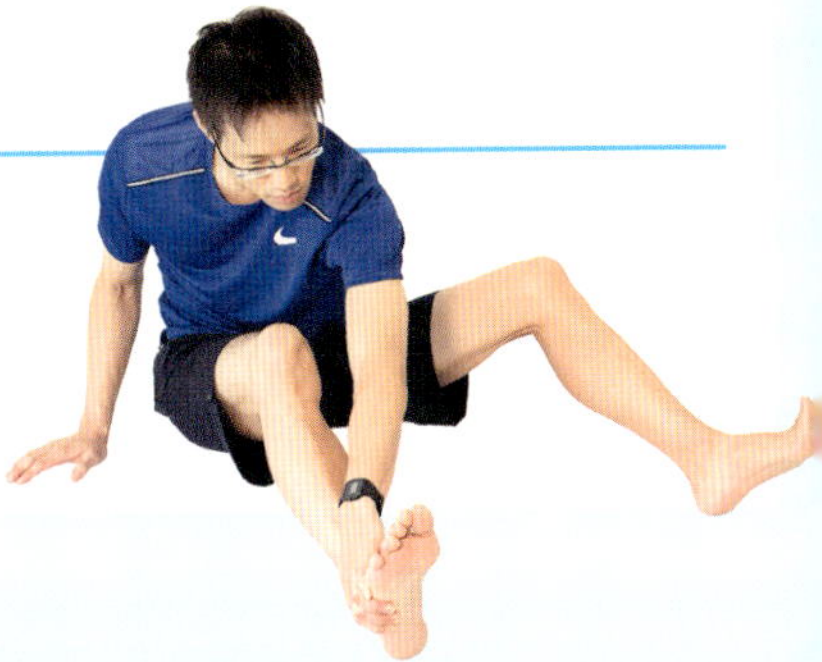

腕を交差すると手首が痛い！　という人は、片方ずつできる方法があるのでコチラをどうぞ。肩幅に足を開いて、引っかけた指先を足で斜め前に押し出すと菱形筋が伸びていきます。

肩まわりのコリをとる

肩まわりの老廃物を一気に発散

体験者の感想

20代・女性

痛気持ちいい!
やり終わった後、
肩から腕の疲れが吹き飛んだ。

ここを伸ばす!

腕の外側にある筋肉です。腕の筋肉というと「力こぶ」が目立つのですが、実はヒジを伸ばす時に使うこの「上腕三頭筋」の方が大きいのです。ここが硬くなってしまうと当然、身体の不調にもつながります。

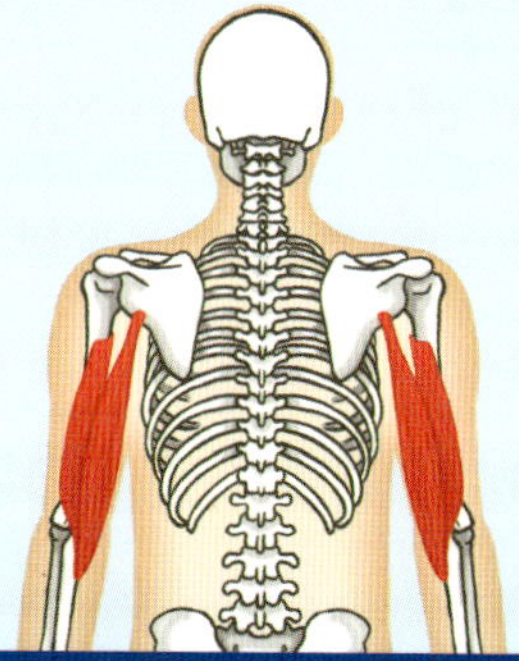

上腕《じょうわん》三頭筋《さんとうきん》

解剖学的ストレッチ解説

筋肉は使っていないと血が巡りにくくなって老廃物がたまり、硬くなっていきます。デスクワークでは腕を固定させることが多く、血の巡りが非常に悪くなります。ですから「デスクワーク＝腕の筋肉を硬直させる」ということになるんですね。

この、上腕三頭筋が面倒なのは、肩まわりの腕の骨や肩甲骨、ヒジの骨とつながっているので、ここが硬くなって縮まることで、猫背になったり腕が上がらなくなったりするんです。

逆にいうと、ここを伸ばすだけで猫背の改善や腕、肩、首のコリの改善にもつながる一石二鳥どころか四鳥にもなる筋肉。

普段は全く気にしていない人でも、硬くなりがちなので実践してみましょう。

POINT

ストレッチを効かせようとするあまり、
腰を無理に反らせて痛めてしまう人がいるので注意してください。

動画でチェック

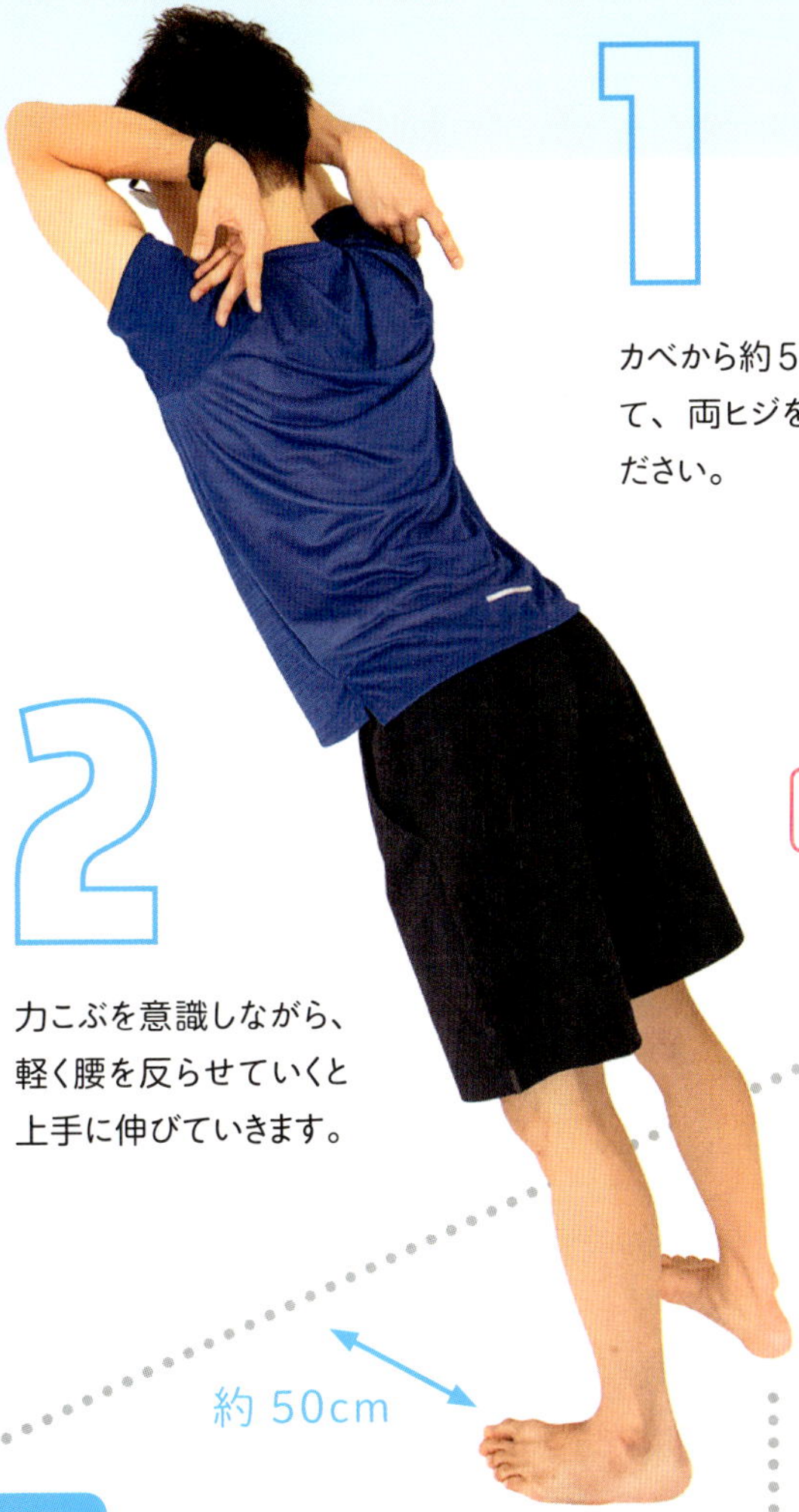

1

カベから約50cmほど距離をとって、両ヒジをカベに引っ付けてください。

20秒×3セット

2

力こぶを意識しながら、
軽く腰を反らせていくと
上手に伸びていきます。

EASY

両ヒジをつけるのは大変！　という人は、片腕でもできますよ。この場合は、伸ばさない方の腕を曲げて腰に手首を当てるようにすると上手にストレッチできます。ポイントは、脇をカベに付けるイメージを持つことです。

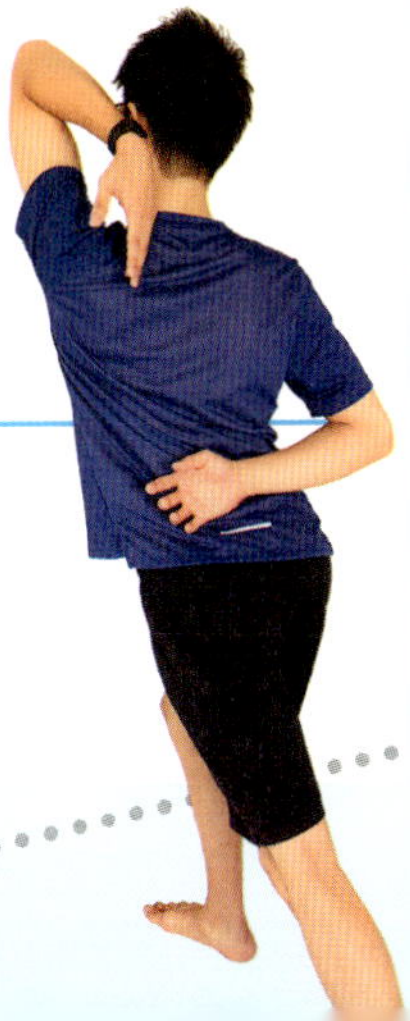

猫背を改善する

腹斜筋群を伸ばして綺麗な姿勢に

体験者の感想

30代・女性

姿勢がシャキッとなるし、
気持ちいい!
仕事の合間に実践したい。

ここを伸ばす!

ねじったり前後左右に身体を動かすことに役立つ筋肉で、デスクワークの時には前傾姿勢をキープすることで硬くなりやすい筋肉。硬くなると頭が前に倒れやすくなり、首コリの原因にも。

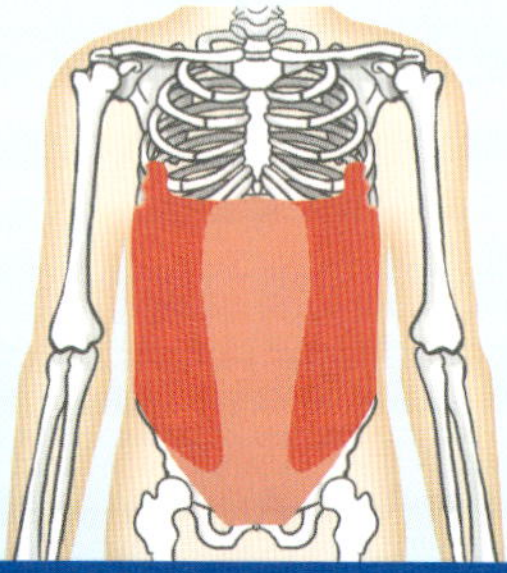

腹《ふく》斜《しゃ》筋《きん》群《ぐん》

解剖学的ストレッチ解説

パソコン作業が多いとどんどん前かがみになっていきますよね？

実は、そのせいでお腹の筋肉は縮こめられたまま硬くなっていってるんです。

具体的には、腹筋よりも表層にある外腹斜筋とその内側にある内腹斜筋というところが身体を色んな方向に動かす働きを持っていますが、硬くなるとそういった動きがしにくくなって、前かがみに強く働いてしまうんです。そうなると、姿勢が丸くなって猫背になります。また、どうしても頭が前に倒れる姿勢になり、首コリの原因になってしまう場合もあります。猫背は見た目が悪いだけではなく、身体への負担が大きい状態です。特に腹斜筋は大きい筋肉なので即効性◎です。仕事の休憩中にでもやってみるのがおすすめです。

POINT

手をカベにあてて、ぐーっと上に上げていくと伸びていきます。伸ばすために無理に身体を反る必要はありません。

動画でチェック

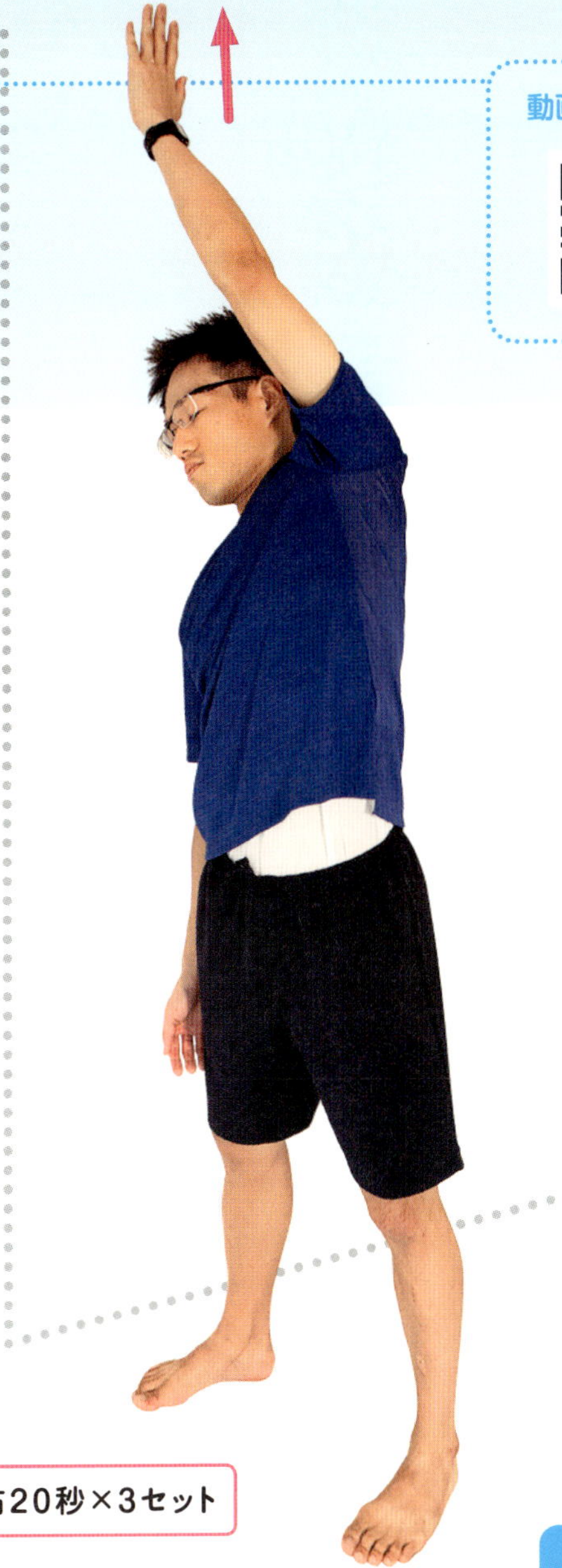

1

カベの真横に立って、外側にある手をカベにぴったりつけましょう。

2

天井に向かってぐーっと中指を突き上げるイメージで伸びていきます。

左右20秒×3セット

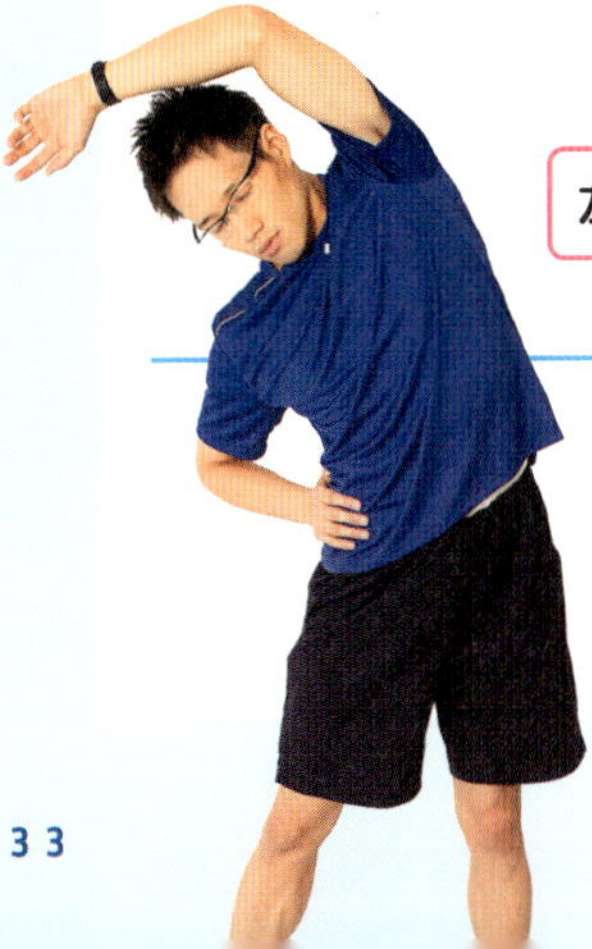

EASY

ラジオ体操のように身体を横にぐっと倒しましょう。このストレッチは反動をつけて伸ばして、横っ腹が伸びている感じがすればオッケーです。これに慣れてきたらカベを使ってゆっくり伸ばしましょう。

巻き肩を改善する

肩を本来の位置に戻す

体験者の感想

40代・男性

これは効く!
草野球前にやったら腕の
振りがめちゃ快適になった!

ここを伸ばす!

肩甲骨の裏の筋肉で、腕を内側にねじる働きがありますが、硬くなってしまうと外側にねじる力が弱くなり、猫背の原因のひとつになってしまいます。肩にハマっている腕の骨が前にズレることで、脱臼の原因にもなるので、スポーツしている人は要注意。

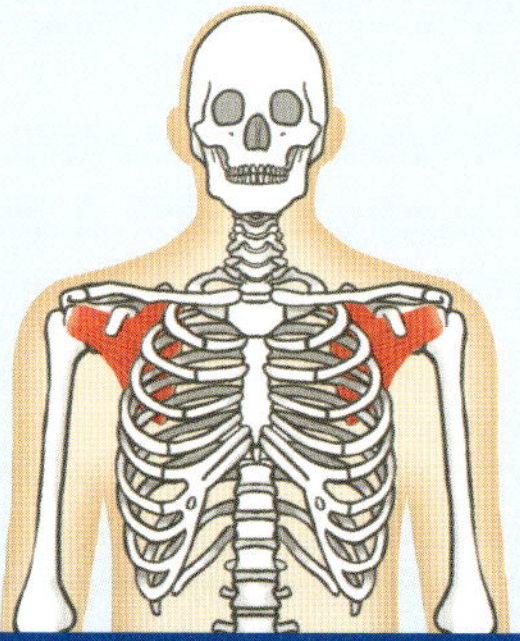

肩《けん》甲《こう》下《か》筋《きん》

解剖学的ストレッチ解説

巻き肩というのは、肩の関節が通常よりも前にズレてしまっている猫背状態です。肩甲下筋が硬くなってしまうと、どんどん肩が内側によってしまうと言うわけですね。巻き肩になってしまうと、背骨は綺麗なS字ラインでなくなっているので、肩こり・腰痛など、他の症状を起こす原因にもなってきます。また、姿勢が悪いというだけでなく、骨格がズレることで背中に脂肪がつきやすくなるという悪い点も。さらに、頭も前に下がってしまい、呼吸も浅くなります。巻き肩を改善することで、見た目が綺麗なだけでなく、普段から疲れにくい体作りにつながっていきます。デスクワークで常に腕を前に出している人こそ、ぜひストレッチしましょう。

POINT

腕の力をできるだけ抜いて、伸ばしましょう。
力が入ると、お腹まわりが伸びてしまいます。

動画でチェック

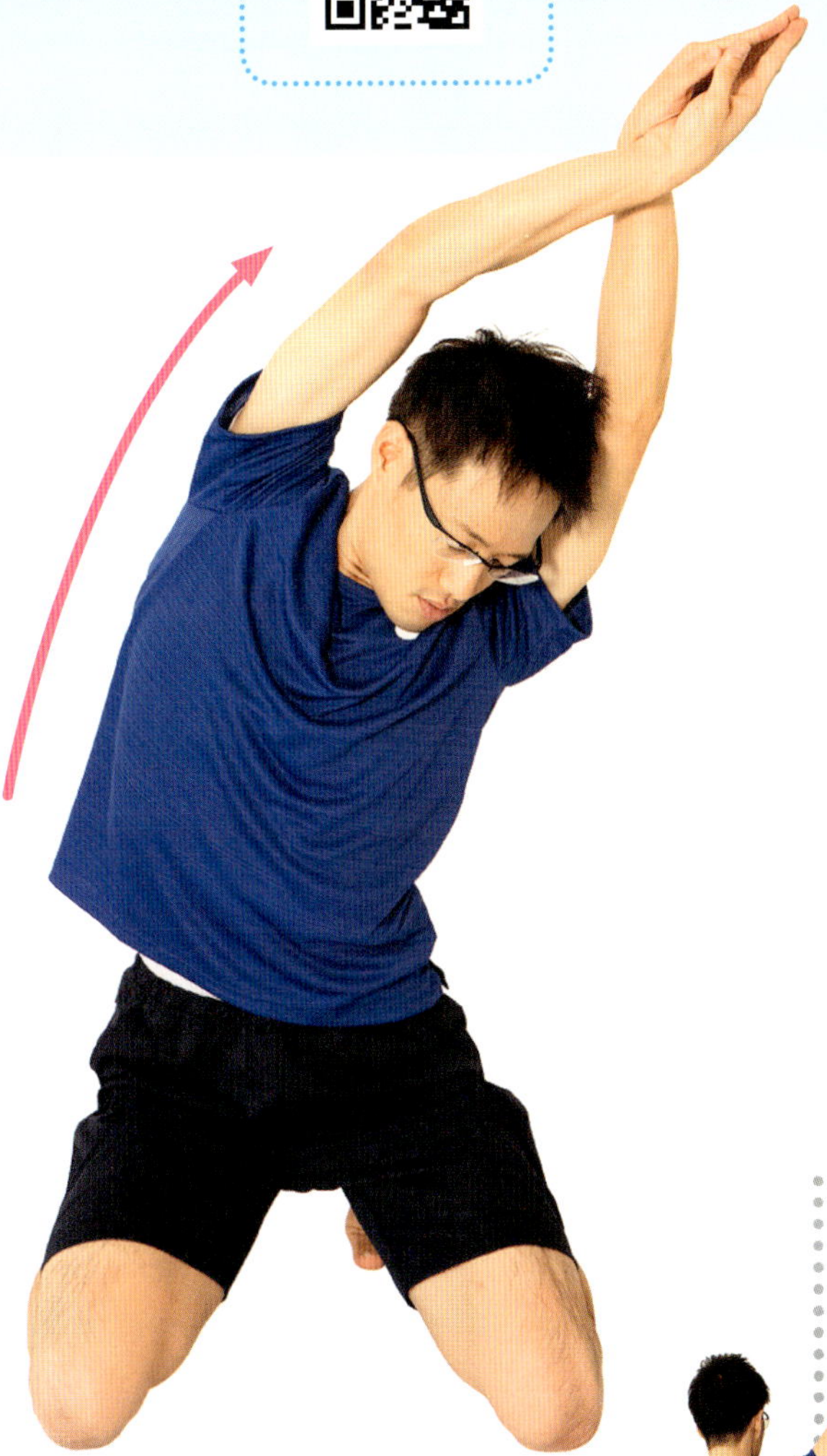

1

手を上げて、腕を交差させましょう。この時に手のひらを合わせてください。

2

上に向かって伸ばしながら、身体は横に倒しましょう。脇のあたりが伸びる感じがすればOKです。

左右20秒×3セット

EASY

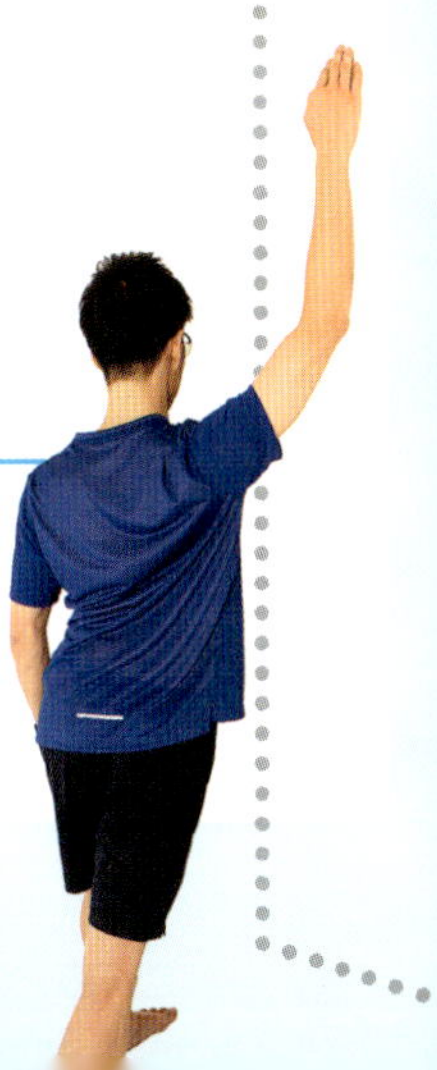

腕を交差するのが難しい人は、カベに向かって腕を押し当てるだけでも伸びますよ。カベと平行に立って、外側へゆっくりひねりながら斜め前に体重をかけてください。勢いをつけると肩を痛める可能性もあるので、絶対にゆっくり伸ばしてください。

背中の張りを解消する

ぽっこりお腹も同時に改善される

体験者の感想

40代・男性

背中とお腹にも
効いて一石二鳥!

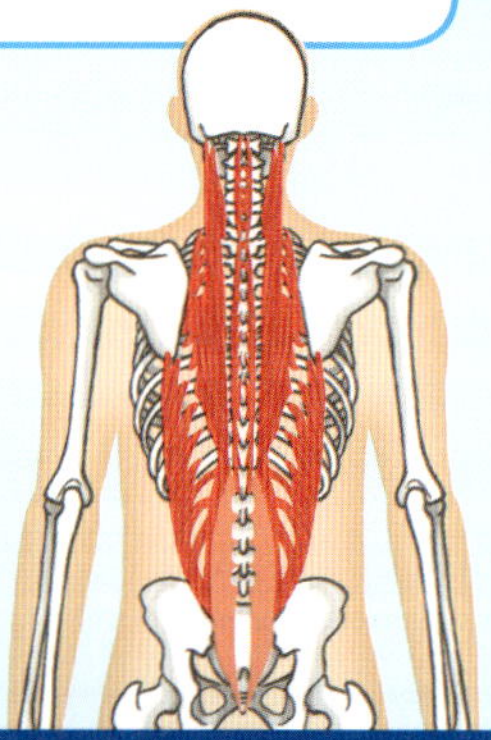

脊《せき》柱《ちゅう》起《き》立《りつ》筋《きん》

ここを伸ばす!

棘《きよく》筋《きん》・最長《さいちよう》筋《きん》・腸肋《ちようろく》筋《きん》の総称で、骨盤から頭蓋骨にかけてついている背中の筋肉のことです。身体を反ったり横に曲げたりする時に働いてくれます。

解剖学的ストレッチ解説

この筋肉が柔らかくなることで2つ良いことがあります。1つ目は、硬い背中を柔らかくしてコリを改善する効果です。一般的に、頭と内臓は前に重心がかかるようになっていて、背中やモモ裏の筋肉が支えてくれている構造になっています。特に、お腹に脂肪が多い人は、脂肪の重さも筋肉の負担になっています。ですから、痩せている人に比べて背中が硬くなりやすい。強い張り感をとるためには普段から伸ばしておくといいでしょう。もう1つは、ぽっこりお腹を引っ込める効果です。実はこの筋肉が硬くなることで背骨が丸まってしまい、身体の前面の脂肪がお腹に寄ります。そうして、ぽっこりお腹を演出してしまうのです。これで背中もお腹もスッキリさせましょう!

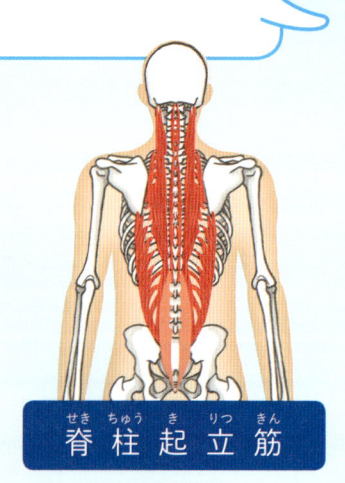

POINT

腰をグッと深く据えると、股関節のストレッチになってしまいます。中腰くらいで背中をねじるようにするのがポイントです。

動画でチェック

1

足を肩幅の1.5倍を目安に開いて、両手は両ヒザに置きましょう。

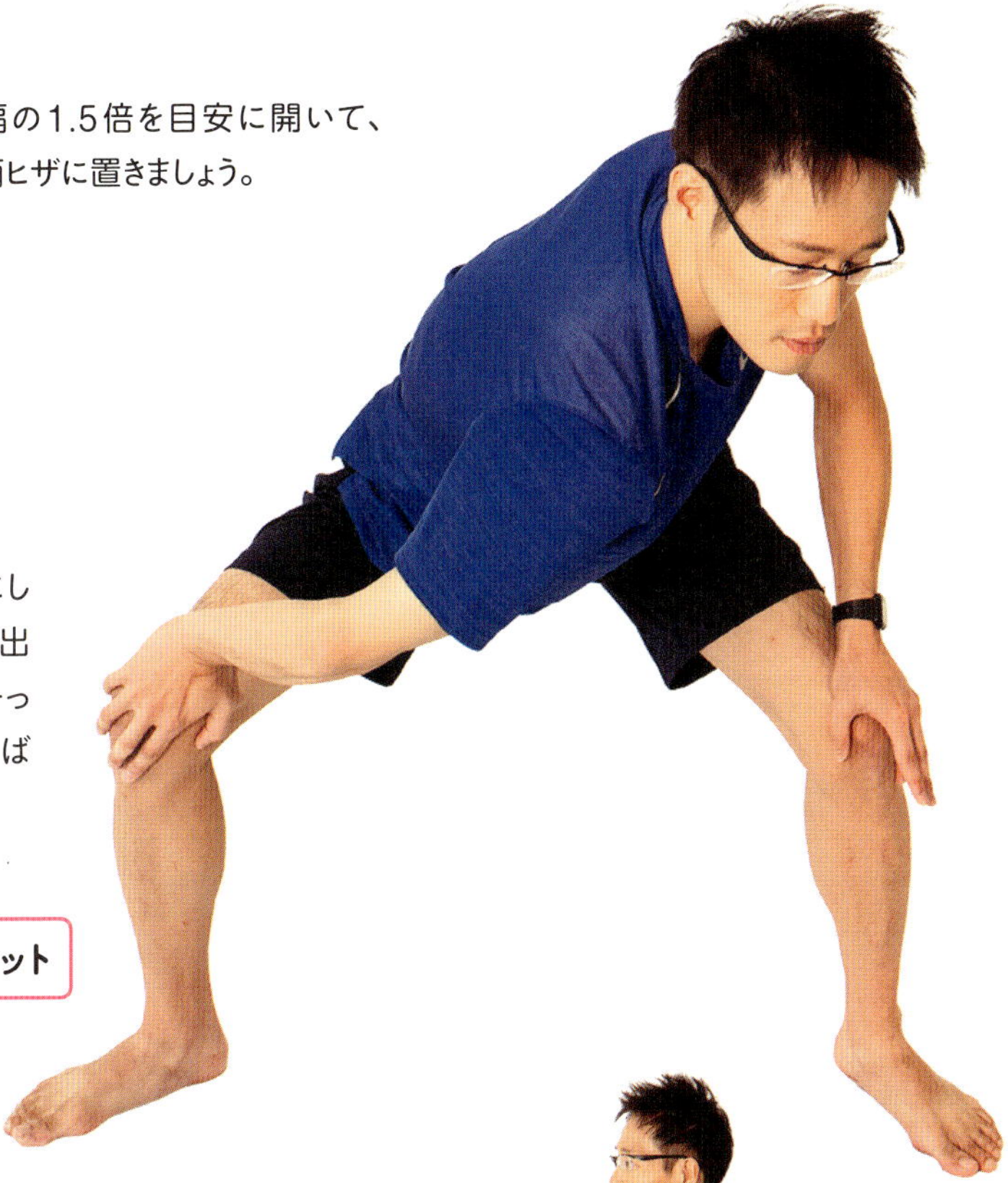

2

腰は動かさないようにして、肩口を前に突き出しながら背中がじわーっと伸びる感じがすればオッケーです。

左右20秒×3セット

EASY

イスに座っている状態から足を肩幅くらいに開いて背もたれ側に上半身をねじりましょう。10～20秒キープするとゆるんでくるのがわかるはずです。

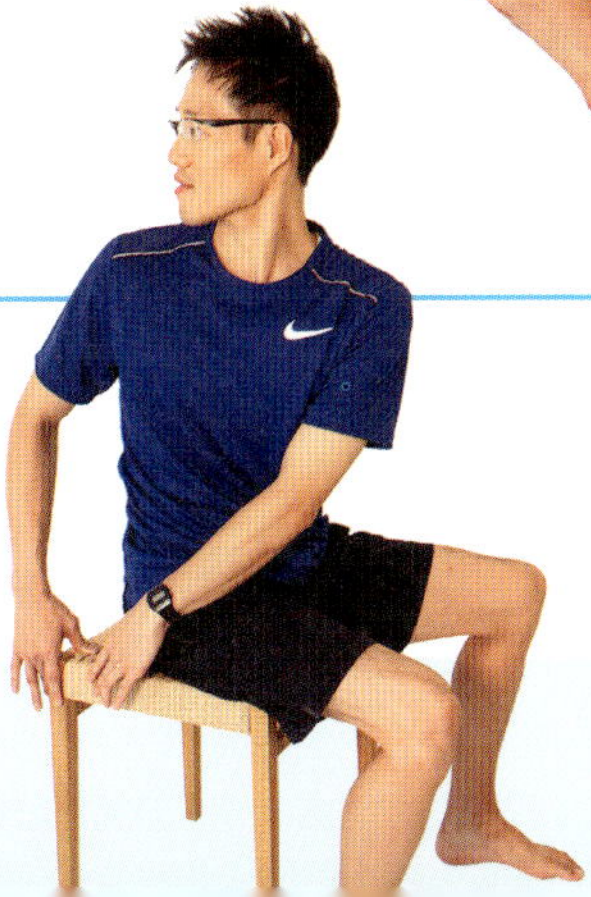

教えて なぁさん!

知っておきたい ストレッチの知識 2

ストレッチポールのススメ

ストレッチポールをご存じですか？　ストレッチポールとは円柱形のやや細長いコンディショニンググッズのことで、身体のメンテナンスのために使用されるツールです。最近ではアスリートやモデルも活用されているので、ご存じの方もおられると思います。腰痛緩和、姿勢の改善など様々な効果がありますので、おすすめです。ただ仰向けに寝ているだけでも効果はありますので、10分程度テレビを見ながらなど、リラックスした状態で実践してみてください。

硬すぎるもの、柔らかすぎるものがありますので、正規品のストレッチポール®（LPN社製）がおすすめです。ストレッチポールを活用したストレッチは過去にTwitterで発信した下記のものを参考にしてみてください。

http://bit.ly/2o9roSx

10分程度
リラックスした状態で
活用してみてください!

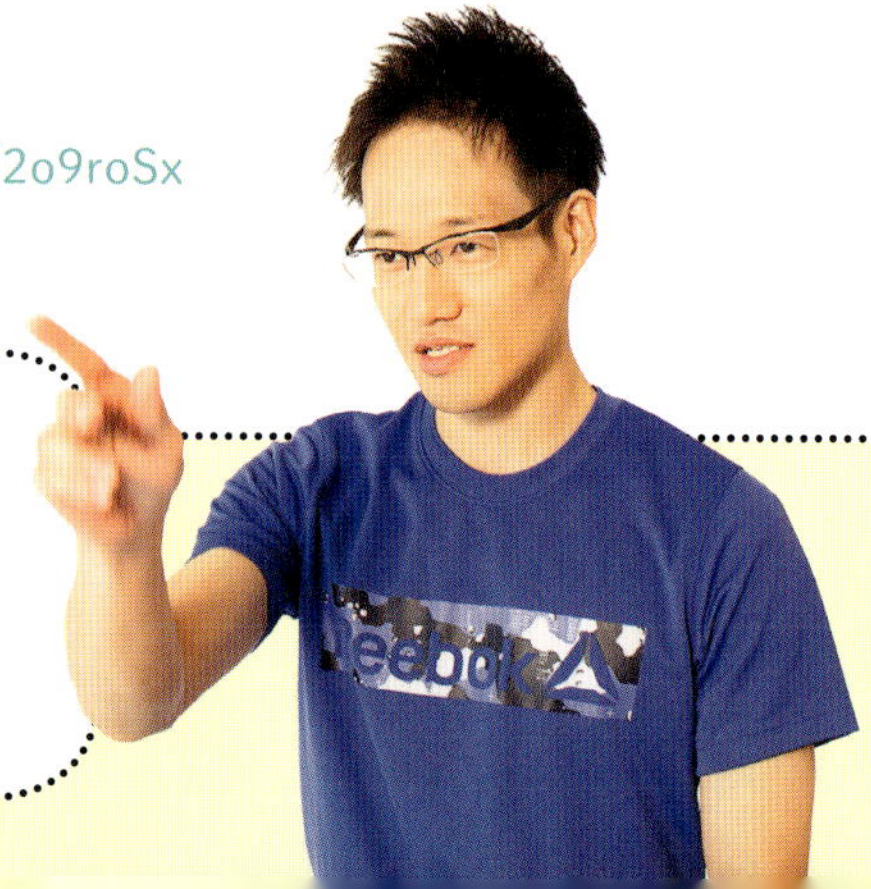

首まわりのお悩みをスッキリ解消

○二重アゴをスッキリ解消する
○首のコリをとる
○スマホによる首疲れをとる
○首から背中のガチガチ疲れ解消

二重アゴをスッキリ解消する

顔のたるみまでしっかり改善

体験者の感想

40代・女性

3日目にしてタプタプアゴがスッキリしました! 恐るべし!

ここを伸ばす!

のど仏とアゴの間にある小さな(舌骨)につながっている筋肉の総称を「舌骨筋(群)」といい、ここが衰えたり、硬くなることで二重アゴや顔がたるむ原因になります。

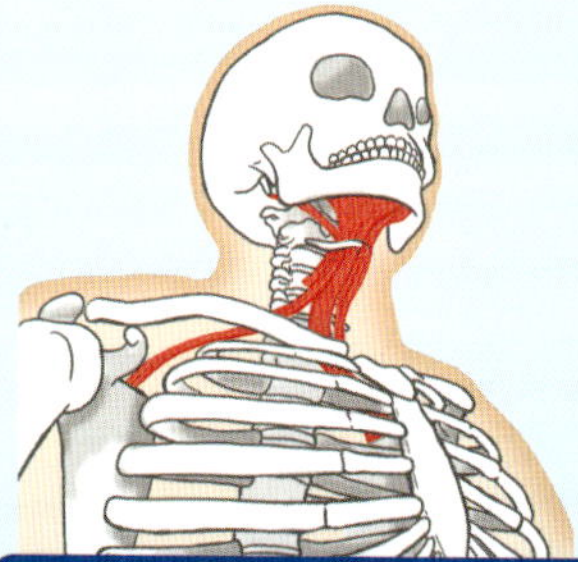

舌《ぜっ》骨《こつ》筋《きん》群《ぐん》

解剖学的ストレッチ解説

このストレッチをする時に最も心配されるのは「引っ張ると余計にヒフがたるんだりしないのかな?」という点だと思います。

そもそもヒフがたるむのは、ヒフの最も外側の「表皮」の下にある「真皮層」のコラーゲンが減って、弾力がなくなることや、顔まわりの筋肉が硬くなって骨格がずれていることが原因。

特に二重アゴは、舌骨筋群が硬くなり、顔や首まわりの脂肪がアゴの下に偏ってしまうことで起こるのですが、このストレッチはその要因となる筋肉をゆるめて元の骨格に戻すことが目的なので安心してください。

ただし、やり過ぎれば身体を悪くする場合もあるので、早くよくしたい気持ちを抑えて、1日1分程度にしてください。

POINT

のど元は軽くそえるくらいで大丈夫です。グッと押し込むと苦しいだけでなく、きちんと伸びません。

動画でチェック

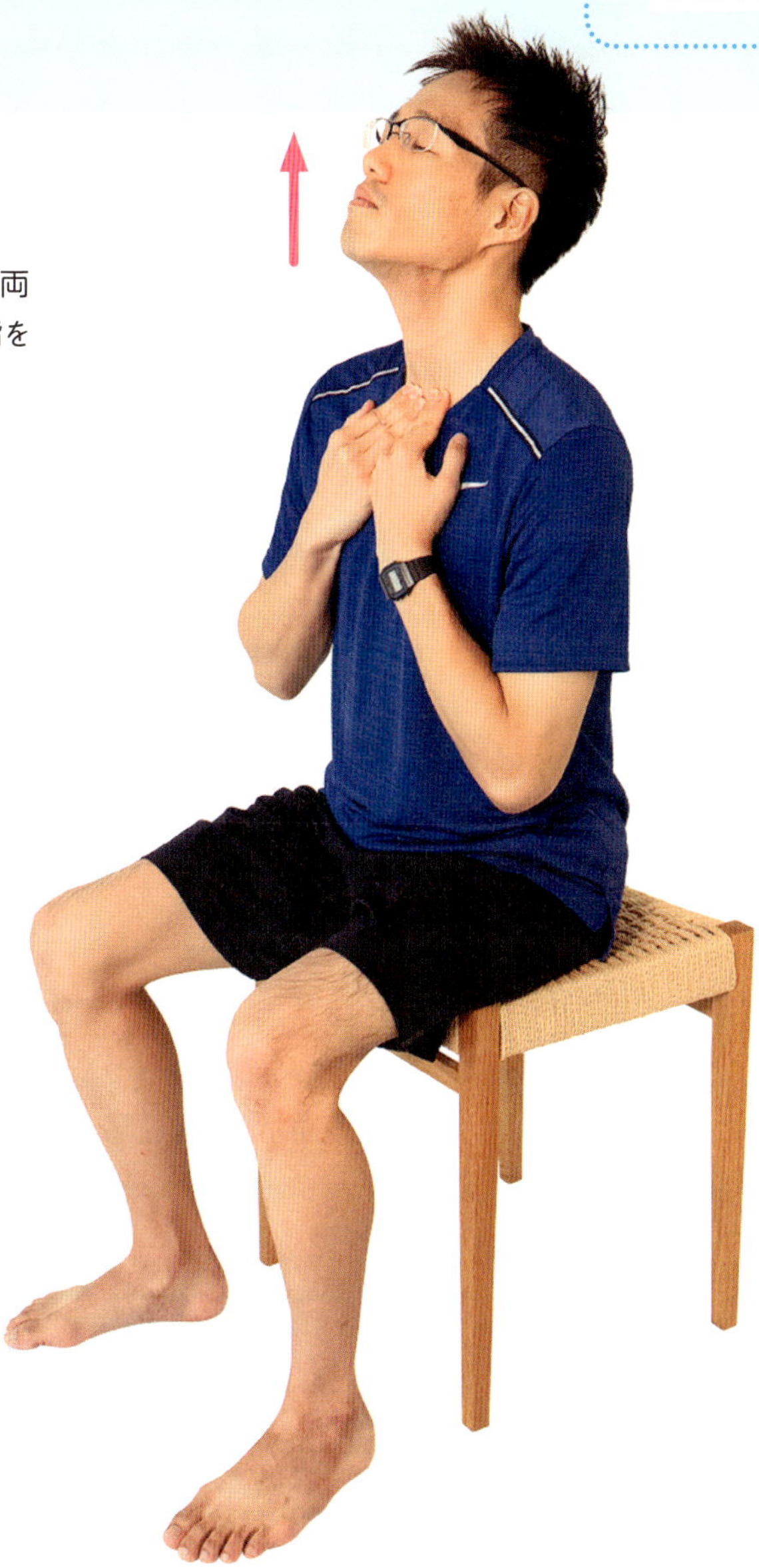

1

鎖骨と鎖骨にある凹みに、両手の人差し指と中指と薬指をそえてください。

2

アゴを真上に突き上げるようなイメージで伸ばしましょう。目も天井に向けるとより伸びやすいです。口は閉じておきましょう。

20秒×3セット

首まわりのお悩み

第2位

首のコリをとる

パソコンの見過ぎでたまりにたまったコリを解消!……

体験者の感想

30代・男性

やってすぐ首まわりが
軽快になりました!

ここを伸ばす!

首にある最も太い筋肉で、鎖骨から耳の後ろにまでついています。左右にねじったり、傾けたりする時によく働いてくれる筋肉。分かりやすくいうと、「クロールの息継ぎ」の時に使う筋肉ですね。

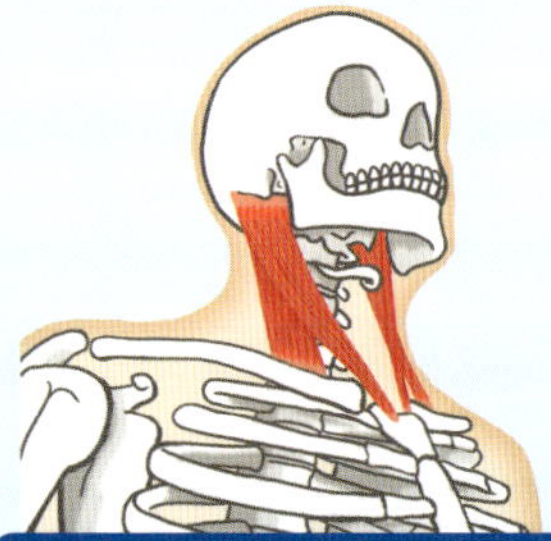

胸《きょう》鎖《さ》乳《にゅう》突《とつ》筋《きん》

解剖学的ストレッチ解説

首が凝りやすい人は、どちらかというとパソコンの画面をまっすぐ見たままだったり、首を同じ位置に固定する作業をしていることが多いです。

実は、「クロールの息継ぎ」みたいな動きが普段からある人ほど、硬くなりにくいのですが、毎日の仕事でそんなことはなかなかしないですし、ジムに通っている人でもしない動きです。ですから、硬くなるのは当然なのです。

というわけで、この「首で最も太い筋肉」を使わないことで首コリがひどくなるのですが、伸ばせば解決。

血が巡ることで酸素も巡り、いきなり改善はしなくてもストレッチ直後は首が動きやすくなります。

POINT

指に力を入れてグッと反動をつけるとケガの元となるので注意。

動画でチェック

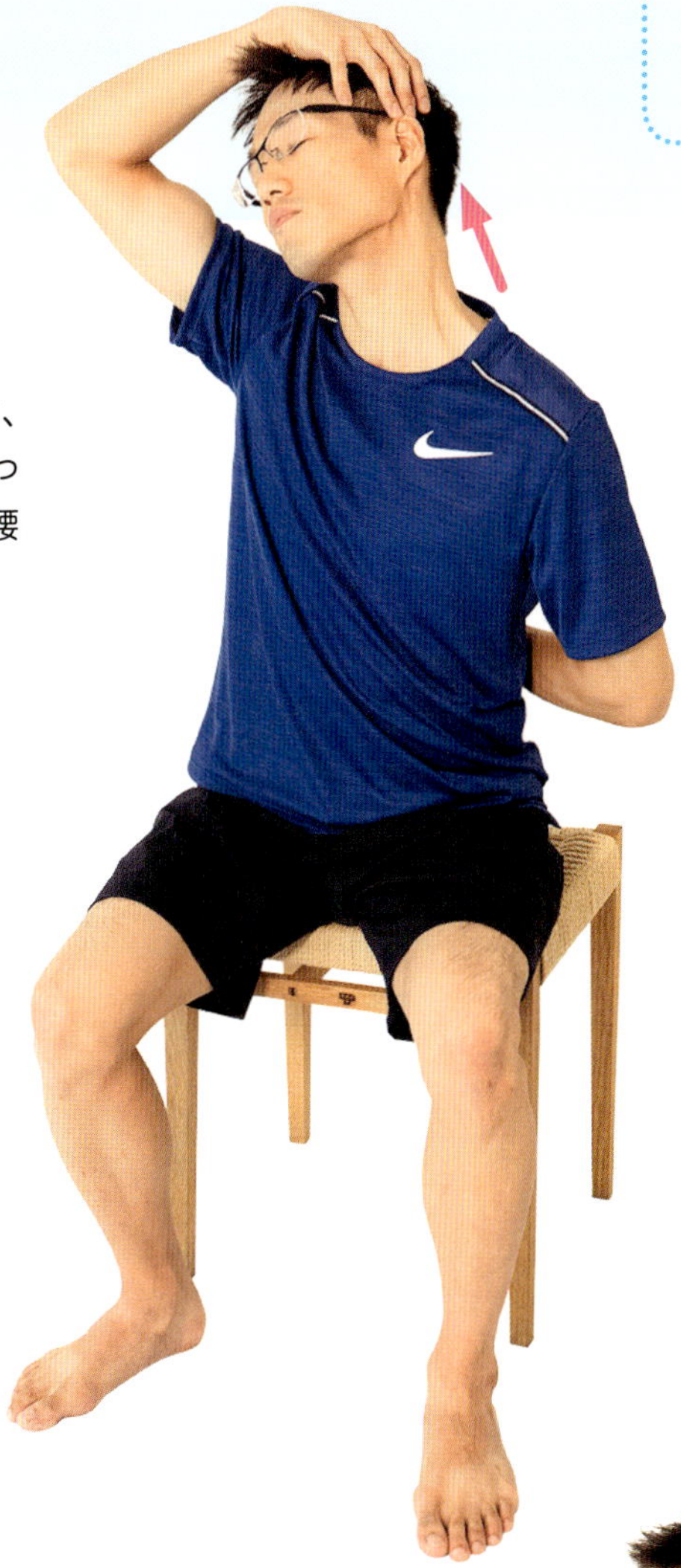

1

首を横（50度ほど）に傾けて、伸ばす側と反対の手で頭をつかみます。もう一方の手は腰にあてましょう。

2

手のひらで頭をゆっくり下に押し込むイメージで伸ばしましょう。

左右20秒×3セット

EASY

伸ばすと痛い人は首を傾けた状態で、「胸鎖乳突筋」を優しくマッサージしましょう。親指と人差し指と中指を使って、鎖骨からアゴの付け根までを気持ちいい程度で行ってください。

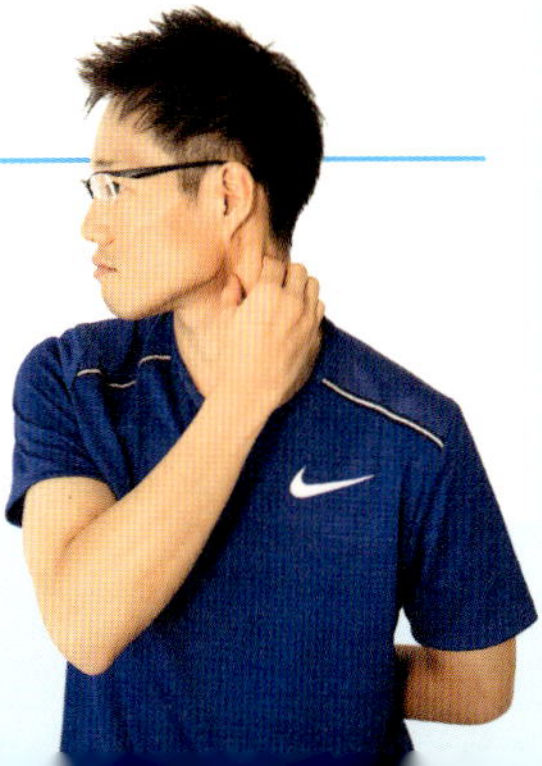

スマホによる首疲れをとる

下を向きすぎて硬くなった筋肉をほぐす

体験者の感想

30代・男性

程よく伸びて気持ちいい!
首が相当疲れていたことを実感。

ここを伸ばす!

口角を上げることはお仕事で意識したことがあるもしれませんが、この筋肉は口角を下に引くことが主な働きです。ここの筋肉が硬くなると口角は自然と下がってきてしまいます。

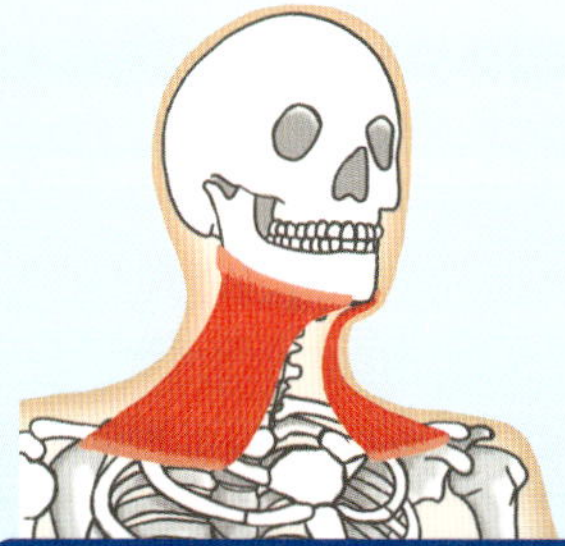

広《こう》頸《けい》筋《きん》

解剖学的ストレッチ解説

スマホの使いすぎによって、首が疲れるということだけでなく、「口角が下がる」というデメリットがあります。

スマホ使用時の下を向く動作をし続けることによって、アゴから鎖骨にかけてつながっている「広頸筋」が硬くなり、アゴまわりの筋肉が下に引っ張られるからですね。

そこで、このストレッチが活躍するわけです。スマホを使って縮ませることしかしていない人が、ここをストレッチすると、下がってしまいやすい口角を、ニュートラルな位置に戻してくれます。さらに、もっと重症な人だとストレートネックになる可能性もあるので、予防や改善としても効果的。広頸筋を伸ばしてキレイな笑顔、且つ、首の湾曲を取り戻しましょう。

POINT

頭を後ろに反らせるのではなく、中指を天井に突き上げるイメージが大切です。

動画でチェック

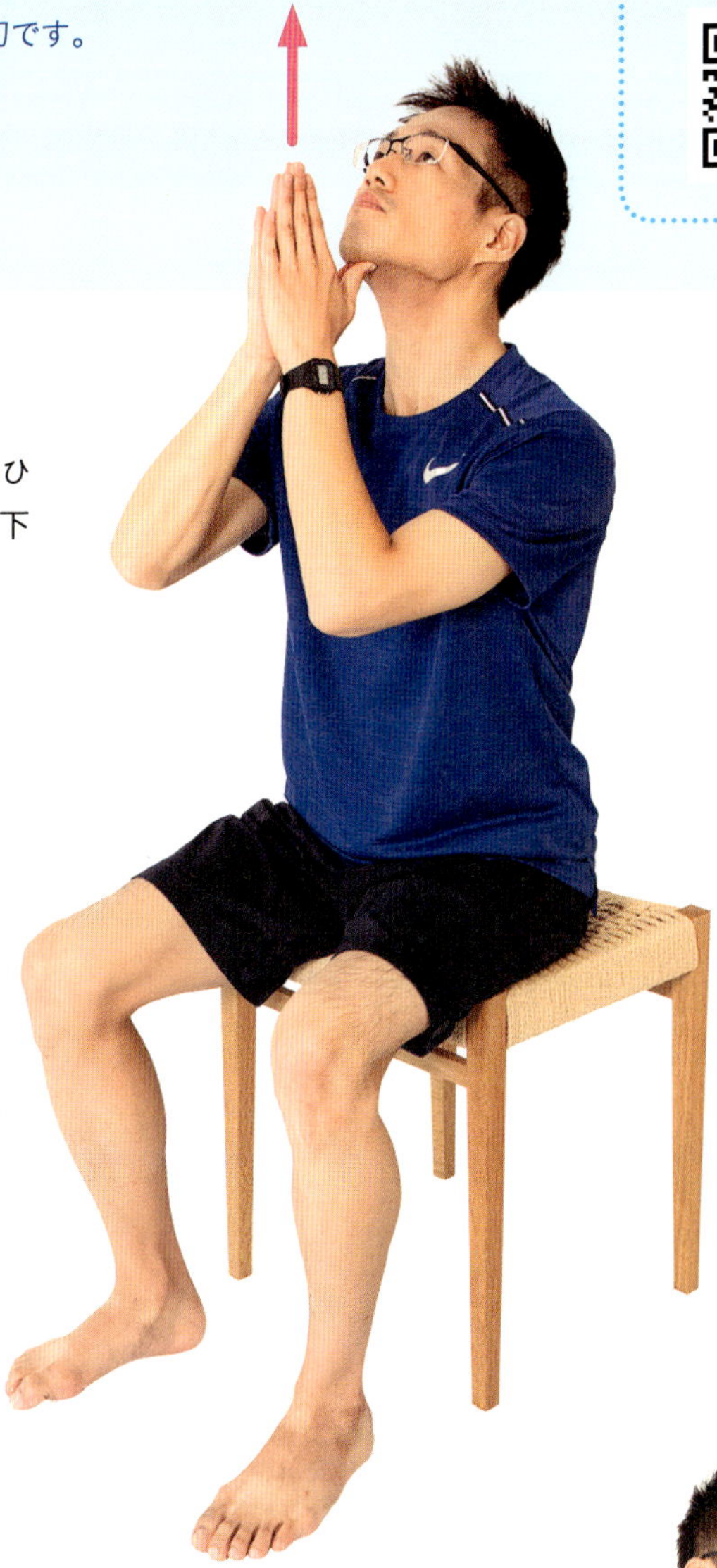

1

姿勢をまっすぐにして、手のひらを合わせ、親指をアゴの下の凹みにそえてください。

2

首の後ろ側を意識しながら、中指を天井に向かって突き上げて伸ばしましょう。

20秒×3セット

EASY

鎖骨に手をそえて首を斜め45度上に伸ばしてください。左右ともに60秒ずつを目安にして、硬い方は少し長めにストレッチしましょう。この時に、目と首の動きはある程度は連動しているので、目線は伸ばしたい方向にするとより効果的です。

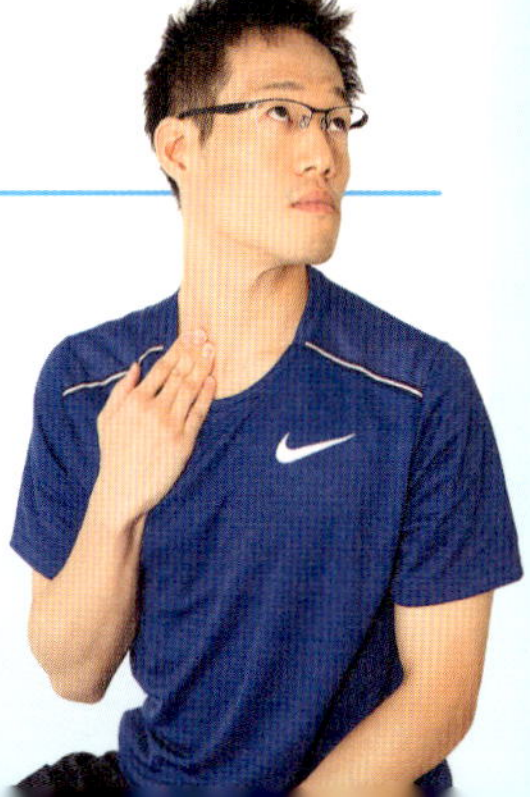

首まわりのお悩み
第4位

首から背中のガチガチ疲れ解消

リュックの背負いすぎなどで増えるコリを解消！

体験者の感想

30代・男性

ラクになった！　通勤では
リュックをよく使用するので、
めちゃめちゃ助かる！

ここを伸ばす！

腕を支える役割をしている、背中のいちばん表層にある筋肉。腕を持ち上げたり、引っ張ったりする時に使われますが、日常生活ではあまり使わないので、硬くなりやすい筋肉でもあります。

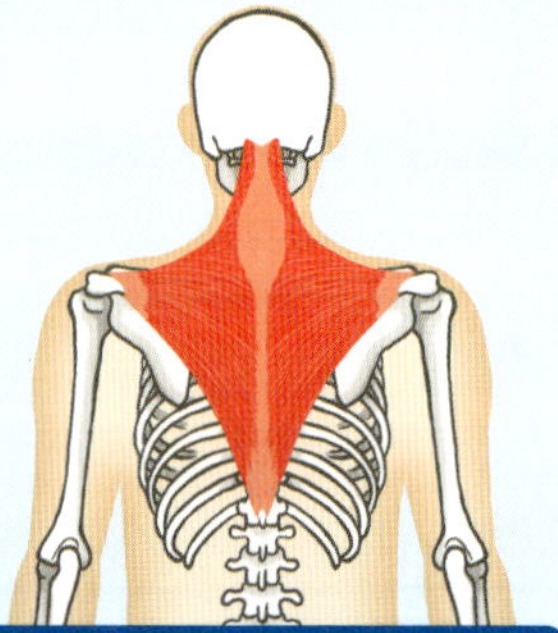

僧《そう》帽《ぼう》筋《きん》

解剖学的ストレッチ解説

首や肩、背中に大きくつながっていて、コリやすいのがこの「僧帽筋」と言う筋肉です。

肩口から身体の重さを支える働きを持つのが特徴で、腕を持ち上げたり何かを引っ張ったりするような動きの時に、活躍します。

ただ、そのような動きを日常的にはしない人が多いので硬くなりやすいのも事実。さらに、デスクワークなどをしているとずっと腕の重さを支えているので、何もしていないにもかかわらず、硬くなってしまうんですね。

ですが、ストレッチ自体は簡単な上に、上部・中部・下部の3つに分かれている筋肉をひとつのストレッチでまとめて伸ばすことができます。首まわりの違和感がある人や、背中の張りがとれない人にもおすすめですよ。

POINT

内側に引っ張り込むとアゴが胸に当たって伸びにくいので、
真下に伸ばすようにしていきましょう。

動画でチェック

1

両指を交差させて、頭の後ろ
（おでこの高さ）にセットしましょう。

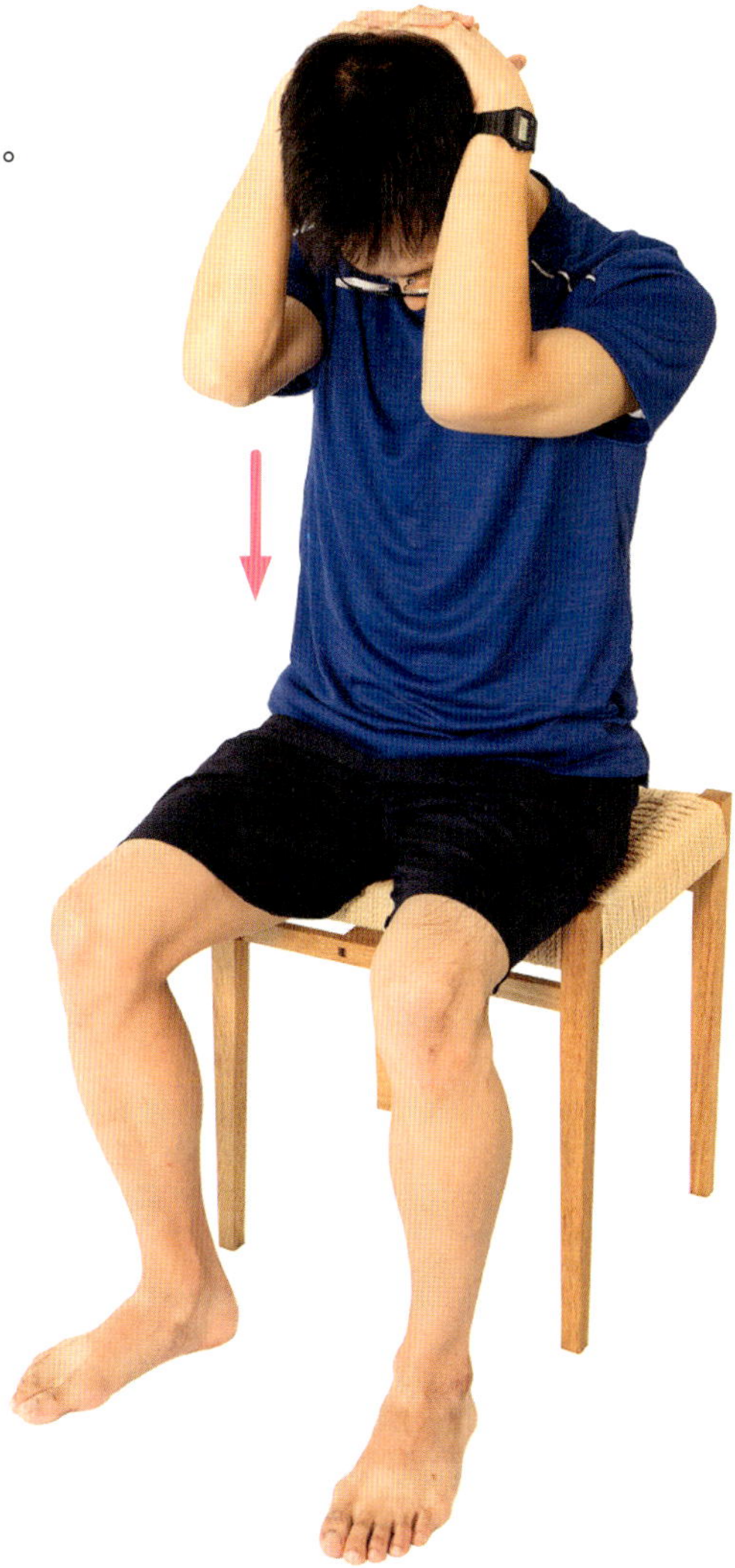

2

ヒジを絞り込みながら、頭を
真下に落としていくと自然と
首の後ろ〜背中にかけて伸
びていきます。

20秒×3セット

教えて なぁさん!

知っておきたい ストレッチの知識 3

痛みを感じるまでストレッチしてはいけない理由

痛みを感じるまでやってしまうと筋肉や靭帯を傷めるなど、単純に怪我をしてしまうので控えていただきたいのですが、理由はそれだけではありません。痛みがある時は、交感神経が優位になり、身体も緊張し筋肉を硬直させます。筋肉が硬直するということは、血流も悪くさせ、身体に老廃物をためる原因に。

また、伸張反射が起こりやすくなり、身体が縮もう縮もうとします。

身体は思うように伸びず、そうするとストレッチの効果自体が半減してしまいます。ですからストレッチをする際には、筋肉に張りを感じ、痛いと感じる手前のところまでで抑えておくのが重要です。

やりすぎは
ストレッチの効果自体が
半減してしまいます!

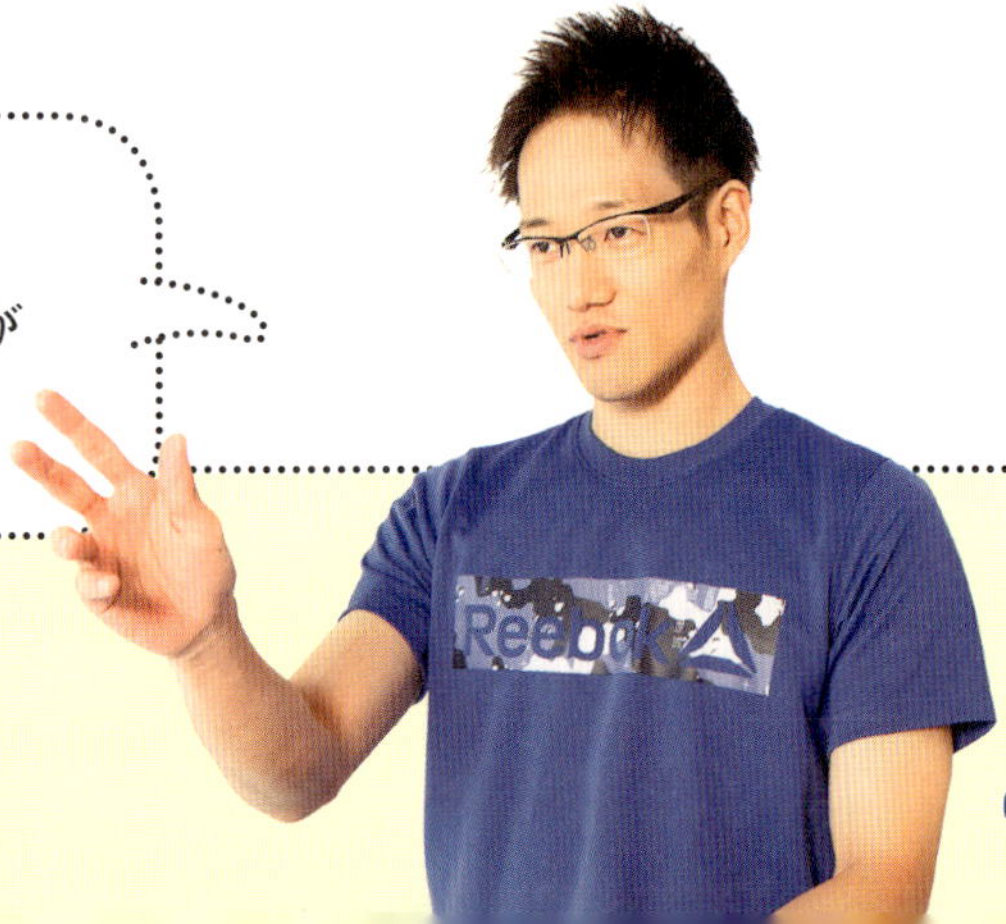

腕・手のお悩みをスッキリ解消

○腕疲れをスーッと解消する
○ヒジから手首の疲れをとる
○手のガチガチ疲れをとる

腕疲れをスーッと解消する

全デスクワーカーがやるべき腕ストレッチ!

体験者の感想

30代・男性

うおお! 痛気持ちいい!
これは効く!

ここを伸ばす!

力こぶとして知られる筋肉ですね。腕を曲げる働きがあります。デスクワークしている人なら毎日8時間近くフル稼働で使っているのに、なかなかケアされない筋肉。びっくりするくらい硬くなっているはずですよ。

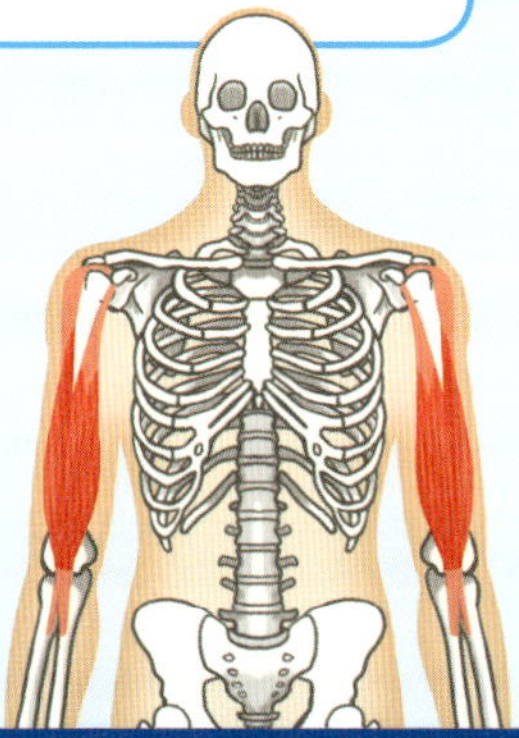

上《じょう》腕《わん》二《に》頭《とう》筋《きん》

解剖学的ストレッチ解説

デスクワークをやっている人なら、恐らく全員が、硬くなっていることを実感できるストレッチです。というのも、腕を曲げる働きを持つ「上腕二頭筋」は、デスクワークやスマホでほぼ使いっぱなしになっているんですよね。

ここが硬くなると肩口からヒジ関節までの筋肉が縮まってしまうので、まず姿勢が悪くなり首に負担がかかります。さらにひどくなると、関節の位置が前にズレて巻き肩になる原因に。もっというと、背中に肉がのりやすい体形にもなってきます。

ですので、ストレッチ自体はいたってシンプルですが、ここを伸ばすことで先ほど説明したデメリットを予防・改善する効果があります。キツいですが、さっそく伸ばしましょう。

POINT

勢いは絶対につけないでください。
想像以上に筋肉が硬まっている部分なので、
ゆっくり丁寧に、慎重に。

動画でチェック

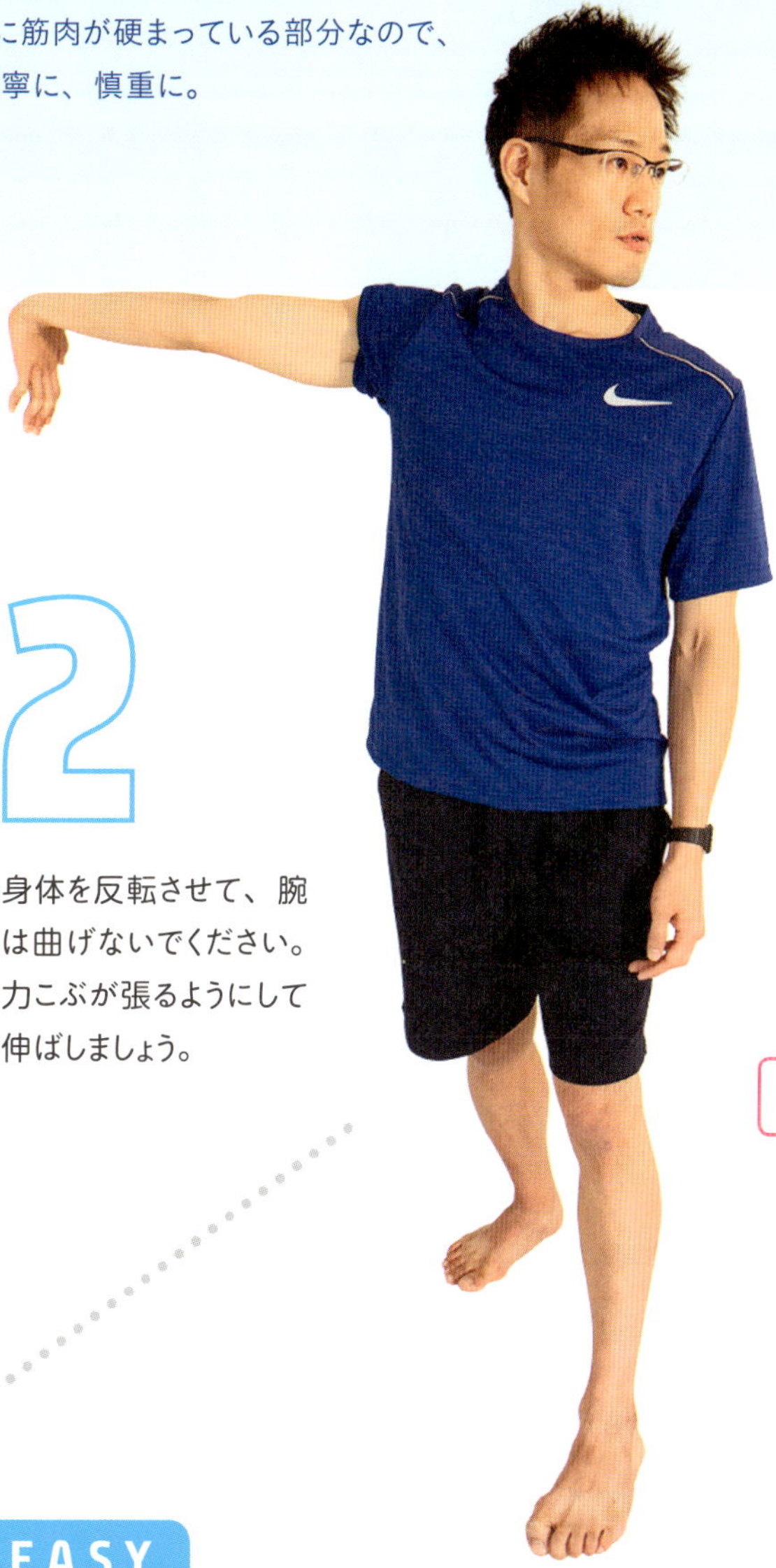

1

カベの正面に立って、中指を下向きにして手のひらをカベにぴったりつけましょう。

2

身体を反転させて、腕は曲げないでください。力こぶが張るようにして伸ばしましょう。

左右20秒×3セット

EASY

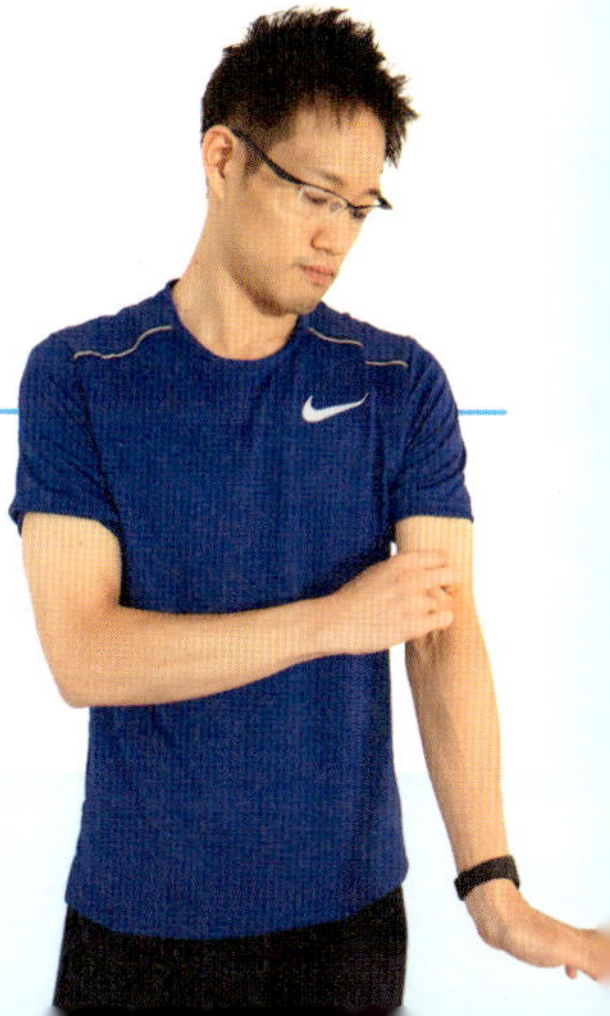

ヒジを伸ばして手首を反らせた状態で、力こぶを反対の人差し指・中指・薬指で押し込むようにしてマッサージしましょう。気持ちいい程度で大丈夫です。

ヒジから手首の疲れをとる

利き手が硬くなると首、肩コリの原因にも！

体験者の感想

30代・男性

効く！　いかに凝り固まっていたか分かった！

ここを伸ばす！

手首の動きや指の曲げ伸ばしに働く筋肉で、多くの人はデスクワークやスマホの使いすぎで固まっているところ。利き手が硬くなると首、肩コリの原因にもなります。

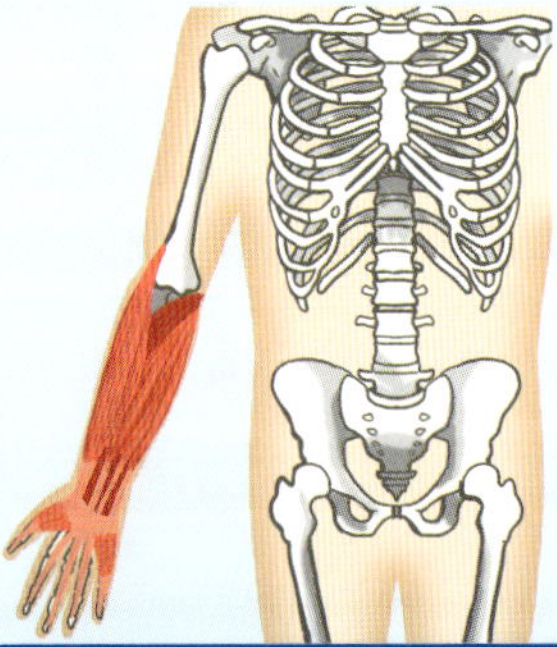

前《ぜん》腕《わん》筋《きん》群《ぐん》

解剖学的ストレッチ解説

意外と知られていないのが、首、肩コリは利き手が硬くなることではじまるということ。使いすぎか使ってなさすぎで筋肉は硬くなるものですが、毎日の動きを考えれば、ほとんどの人は使いすぎが原因でしょう。

何年何十年と使ったままで、ケアがされていない筋肉はガチガチになって当然です。

このストレッチは、首、肩コリの予防になるのはもちろん、手首を内側に曲げる「上腕屈筋群」が硬くなることで起きる巻き肩の予防・改善にもつながります。

特に、ヒジから手首にかけての引っ張る筋肉と押す筋肉の両方を伸ばすことができるようにしているので、デスクワークで凝り固まった腕と、その先につながっている指の動きを軽くしてくれます。

POINT

勢いよく押し込むと手首をケガする可能性がありますので、ゆっくり丁寧に気持ちいい程度で伸ばしてください。

動画でチェック

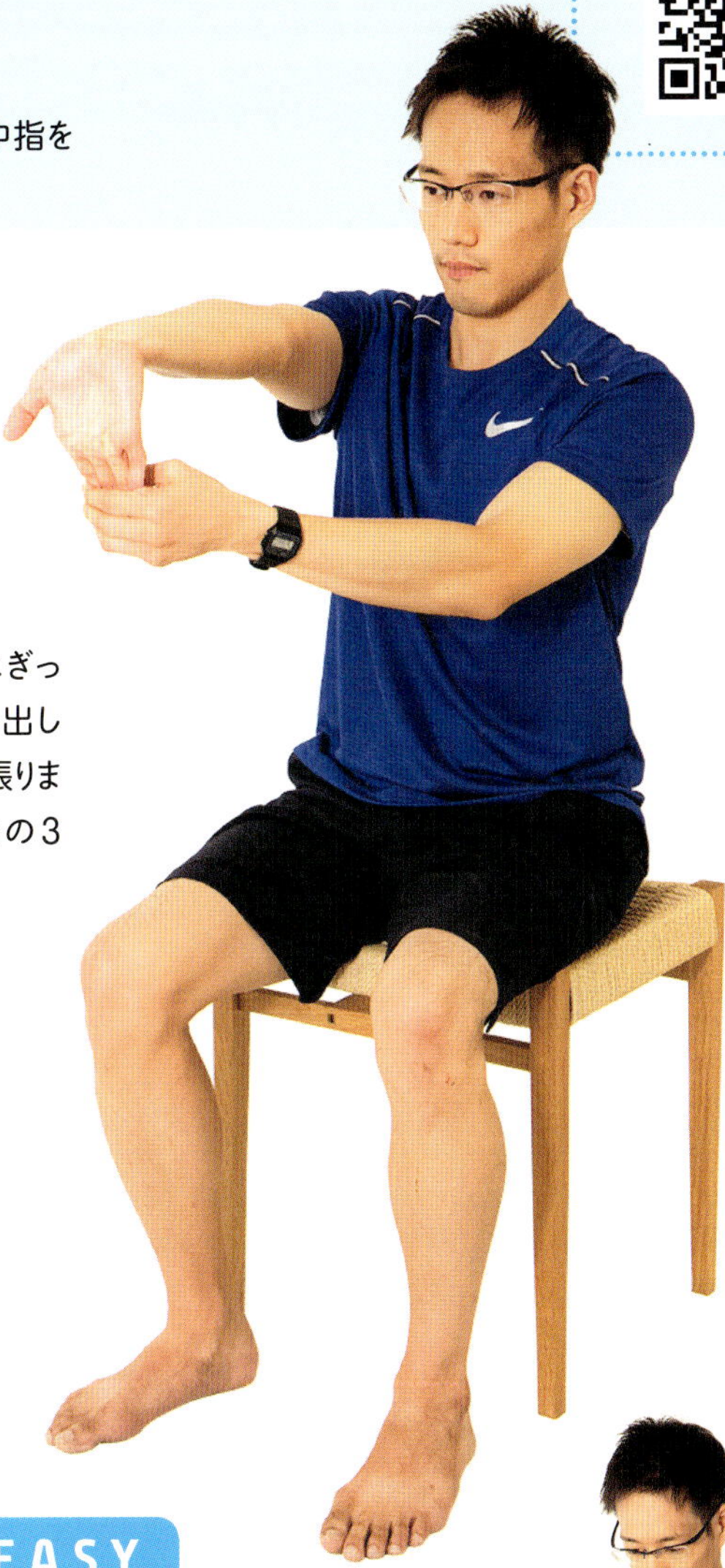

1

ヒジをピンと張って、中指を下向きにしてください。

2

人差し指から小指までを優しくにぎって、伸ばす側の手首を前に押し出しながら、持ち手は身体側に引っ張りましょう。中指が上、左、右向きの3方向も行いましょう。

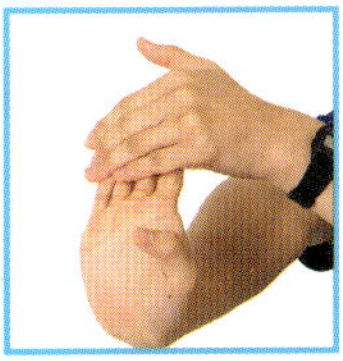

上

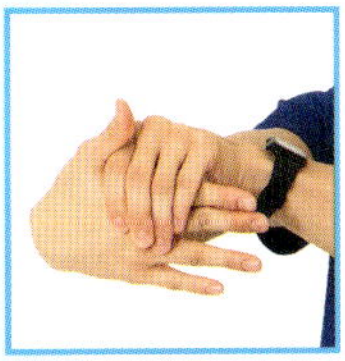

左

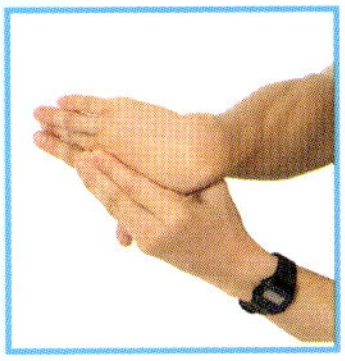

右

15秒×4方向

EASY

ヒジを曲げた状態で同じようにストレッチしてみましょう。手首で押し込む動きがなくなった分、ストレッチの強度もゆるくなります。

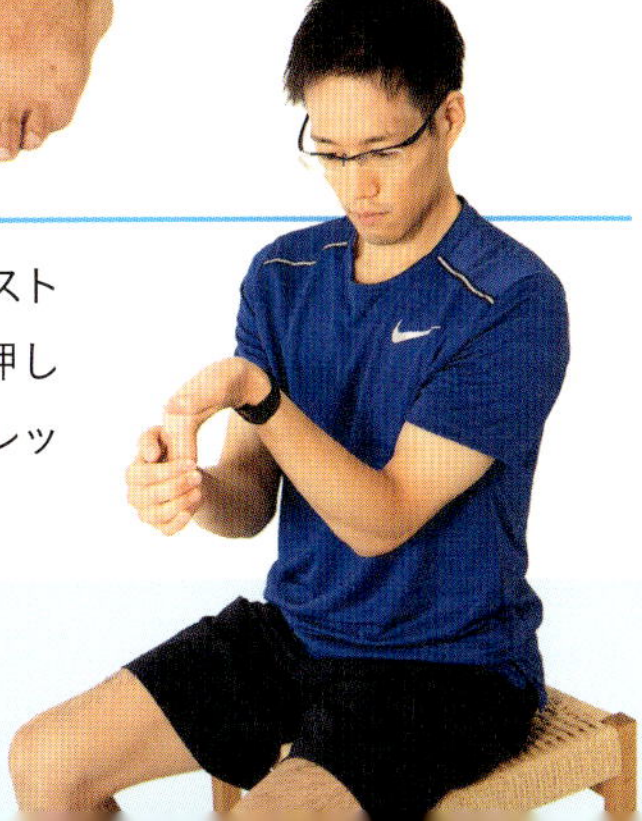

手のガチガチ疲れをとる

パソコン作業による手の疲れを解消！

体験者の感想

20代・男性

これは気持ちいい。
ドラム演奏前の準備として
使いたいです。

ここを伸ばす！

デスクワークや料理、スマホを持つ時、カバンを持つ時など、主に物をつかむ際に使う筋肉です。どんな生活をしていても毎日使いっぱなしの筋肉なので硬くなりがちです。

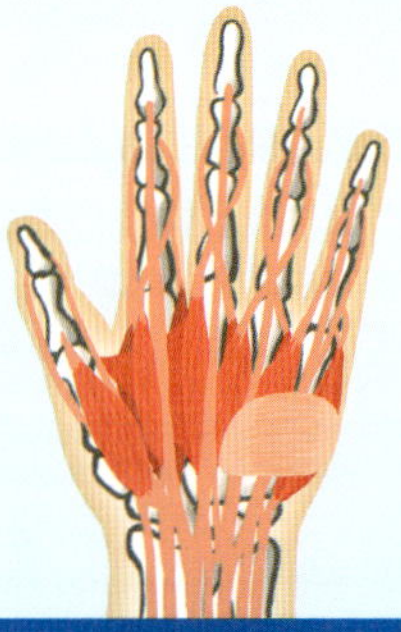

手のひらまわり

解剖学的ストレッチ解説

デスクワークの人ならわかりやすいと思いますが、手のひらが硬いと腕に力が入りやすく硬くなり、腕が硬いと肩や胸が力み、次に首や背中、といった具合にどんどん手から首にかけて硬くなっていくんですね。

もちろん首肩だけをストレッチしても効果はありますが、予防として手のひらも伸ばしておくのはおすすめです。マウスを使って、タイピングして、となると手が疲れてくるのは当たり前だからです。

ちなみに、手が凝っている時に、手のひらを揉むようなマッサージと、このストレッチの効果を比べてみると面白いですよ。圧倒的にストレッチをしたあとの方が、ガチガチだった手が柔らかくなっていますので！

POINT

何本もまとめて伸ばすと前腕が伸びて、指自体のストレッチ効果が薄くなるので1本ずつ伸ばしてください。

動画でチェック

1

伸ばしたい方の手首を曲げて、指先に反対の手の人差し指をそえましょう。

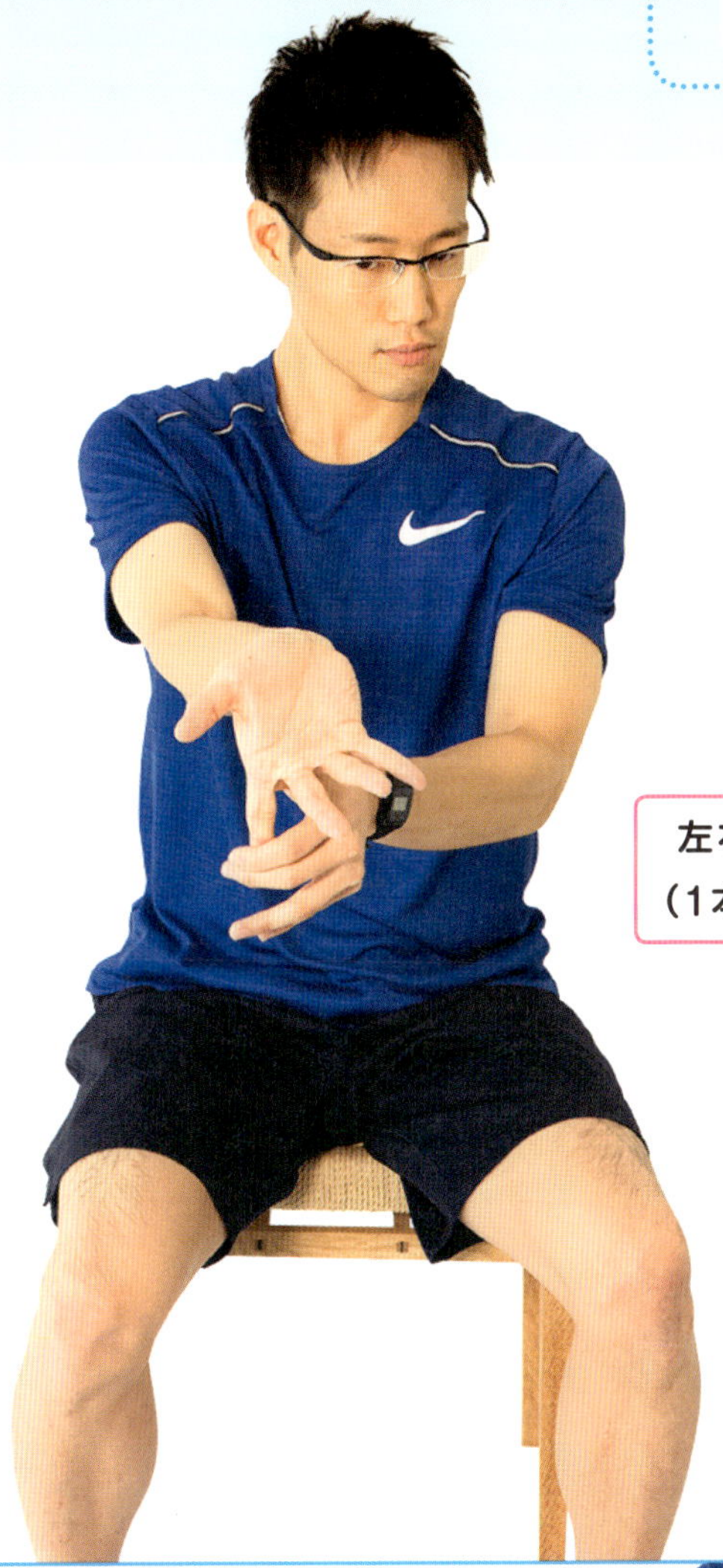

2

身体側にぐーっと痛気持ちいい所まで伸ばしましょう。5本の指、それぞれ10秒程度伸ばしましょう。

左右50秒
（1本10秒）

EASY

指の先の方へするほどストレッチは強くなるので、ゆるめに伸ばす時は伸ばしたい指の指先以外を反対の手のひらで優しく包んで伸ばしましょう。

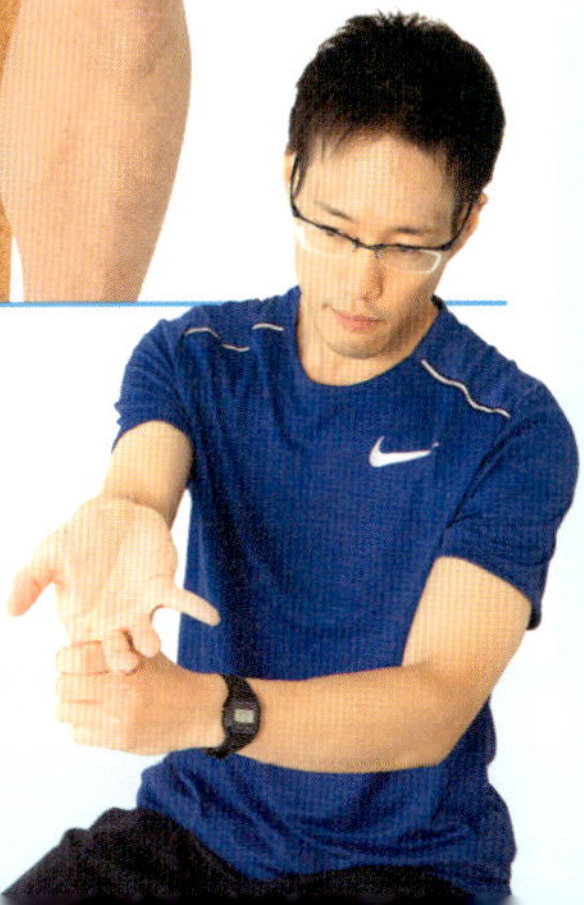

教えて なぁさん!

知っておきたい ストレッチの知識 4

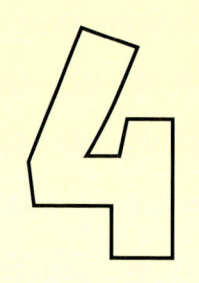

ヨガとストレッチの違い

ヨガもストレッチも柔軟性を高め、ストレス解消効果があるのは同じです。大きな違いは「可動域」を考えるかどうかです。ストレッチは可動域の限界以上には身体を伸ばすことのないコンディショニングを整えるための運動です。ヨガは本来悟りを開くための修行であって、本来の可動域を超える場合もあります。ですからヨガは柔軟性を高めることだけを目的にしたものではありません。とはいえ、最近はヨガは様々なコースに分かれており、初心者であっても気軽に出来るものが多いでしょう。ただ、柔軟性を高めたいというだけの目的であれば、大きく身体を変化させてくれるパートナーストレッチをストレッチ専門店で受ける方がおすすめですよ。

ヨガは本来
悟りを開くための
修行です!

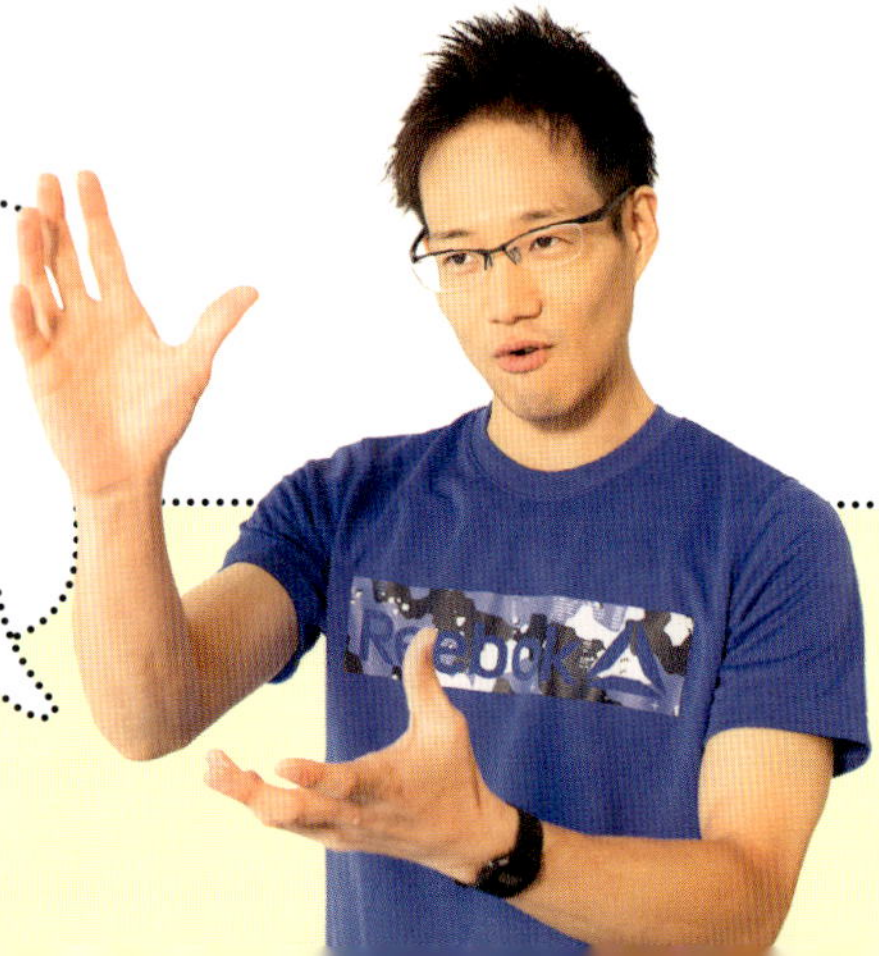

脚のお悩みをスッキリ解消

○歩くのが劇的に軽快になる
○脚の疲れを解消する
○足の裏のガチガチ疲れをとる
○冷え性を改善する
○O脚を改善する
○脚のむくみをとる
○「何もない所でつまづく」をなくす
○正座がラクになる
○扁平足を改善する
○足の甲の疲れをとる

歩くのが劇的に軽快になる

開脚が90度も開かない人注目！

体験者の感想

50代・女性

普段よりラクに
歩けるようになった！

ここを伸ばす！

足をまっすぐに出す時や、開脚をする時に使われる筋肉です。脚が90度も開かない人は、ここを上手く使えていない可能性があります。疲れやすい歩き方にもなりますので注意。

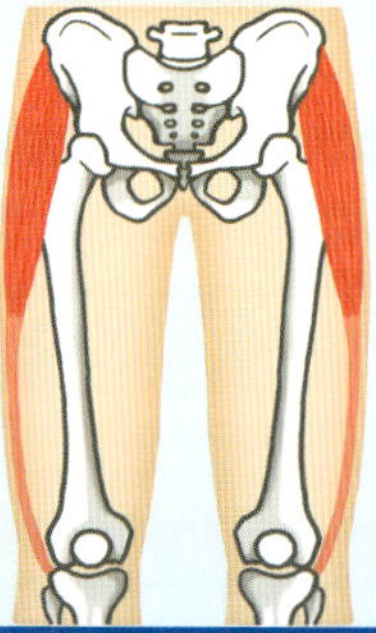

大《だい》腿《たい》筋《きん》膜《まく》張《ちょう》筋《きん》

解剖学的ストレッチ解説

おそらく「開脚が90度も開かない」ということについて、日常生活で使わないから気にしてない！ という人も多いはず。ですが、実はこれができないということは歩きにくい状態になっているということでもあるのです。この「大腿筋膜張筋」が硬いということはモモ裏の動きを悪くすることにもつながり、骨盤を後ろに傾けて猫背を引き起こすことにもつながるからです。

さらにやっかいなことに、この筋肉は靭帯につながっており、ヒザにも付いているので、あまりにも硬いとヒザ痛につながってくるんです。普段、何気なく歩いているとは思いますが、大いに役立ってくれているのに、ほぼケアされることのないこの筋肉をストレッチしてあげましょう。

POINT

お腹が伸びてしまわないように
イスに着く手は肩と平行くらいにしましょう。

動画でチェック

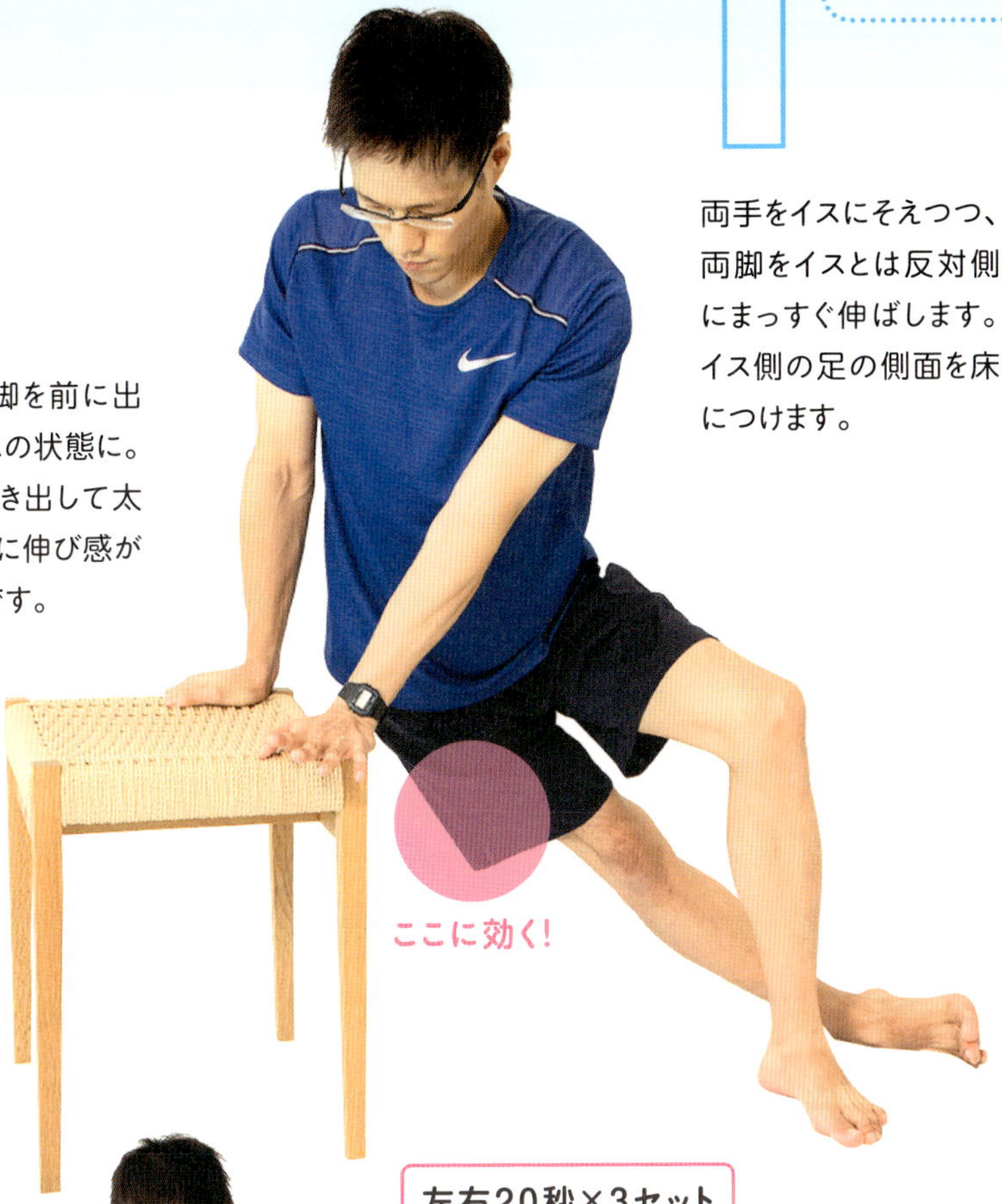

1

両手をイスにそえつつ、両脚をイスとは反対側にまっすぐ伸ばします。イス側の足の側面を床につけます。

2

もう一方の脚を前に出して、クロスの状態に。腰を下に突き出して太モモの外側に伸び感がくればOKです。

左右20秒×3セット

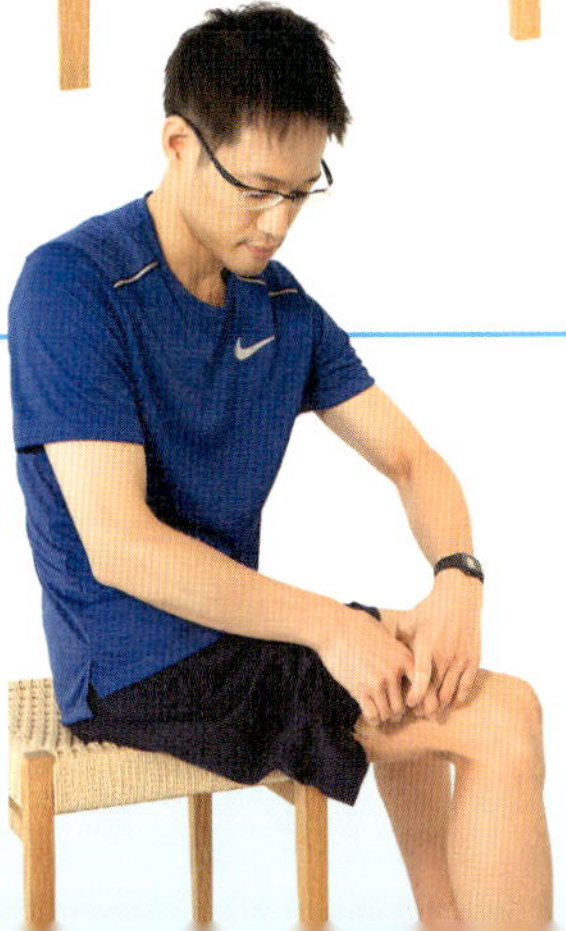

EASY

硬すぎる人は「腸《ちょう》脛《けい》靭《じん》帯《たい》」のマッサージをまずはやってみましょう。下から上にはじくように左右で2～3分ずつ。そこからストレッチしてみて、ダメならまたマッサージを繰り返します。

脚の疲れを解消する

歩くとすぐ疲れる人必見！

体験者の感想

40代・女性

歩き疲れた時にやったら、
脚がスッキリ!

ここを伸ばす！

ヒザを曲げる筋肉で、大腿二頭筋《だいたいにとうきん》・半腱様筋《はんけんようきん》・半膜様筋《はんまくようきん》をまとめた名前です。前かがみになった体勢をまっすぐにしたり、地面を蹴る動きの準備をしてくれたりします。

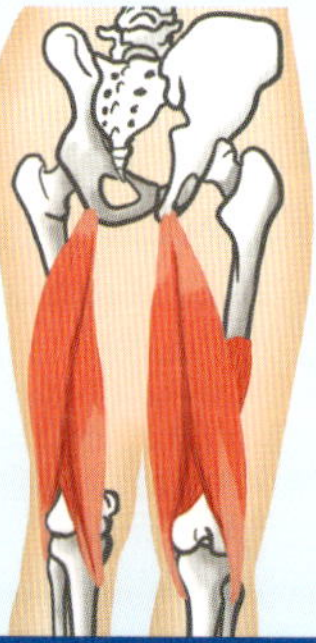

ハムストリングス

解剖学的ストレッチ解説

歩いていると脚が疲れる……。社会人になってからは運動不足のせいでそういう体験が多いはず。

この「脚が疲れる」という状態は、お客さんを見ている限りでは、ほとんどが普段からデスクワークや座り仕事で長時間ずーっとヒザを曲げていることが原因です。

曲げていると何が悪いの？ と思うでしょうが、これはずっと筋肉を縮めているのと同じことなんですね。ある程度、曲げたり伸ばしたりすることで血流もよくなるものですが、曲げたまま（縮めたまま）でキープすると老廃物がたまっていき、これが原因で硬くなるというわけです。ここが柔らかくなれば地面を蹴る前準備をスムーズに行えるので、階段を上がる動作もサクサクですよ。

POINT

脚に力が入っているとふくらはぎが強く伸びる感覚になってしまいます。できるだけリラックスを心がけましょう。

動画でチェック

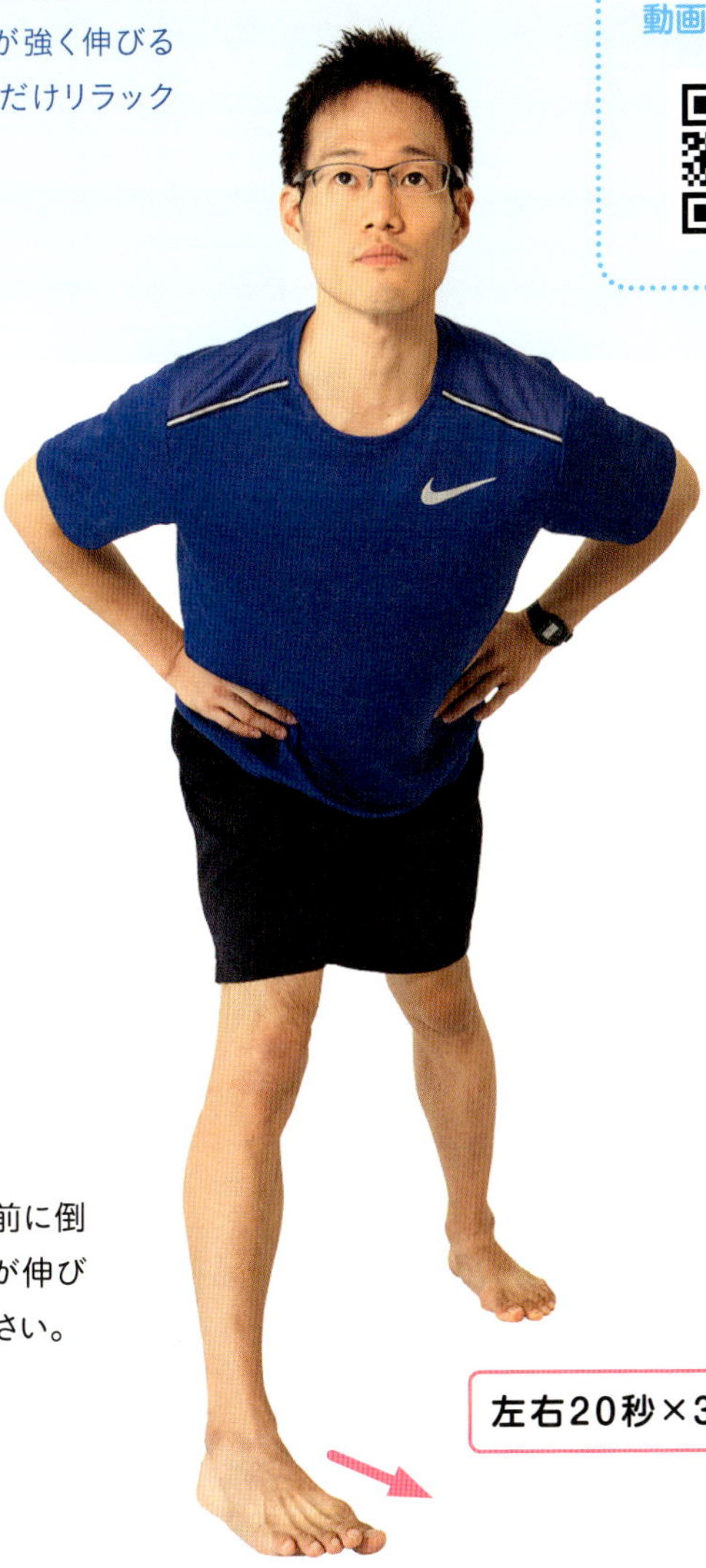

1

両脚を肩幅に開きます。片脚を一歩前に出して、前足のつま先を内側に向けます。手は腰の位置にセット。

2

胸を突き出すようにして身体を前に倒すと、前脚のハムストリングスが伸びます。後脚のヒザは曲げてください。

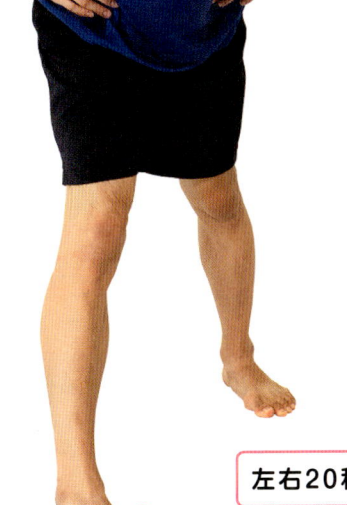

左右20秒×3セット

EASY

片足を曲げた状態で、ヒザ（20秒）→足首（20秒）→つま先（20秒）の順番で伸ばしていきましょう。もし足首やつま先を持つことも大変なら、余裕がでるまでヒザを20秒×3セットでも大丈夫です。

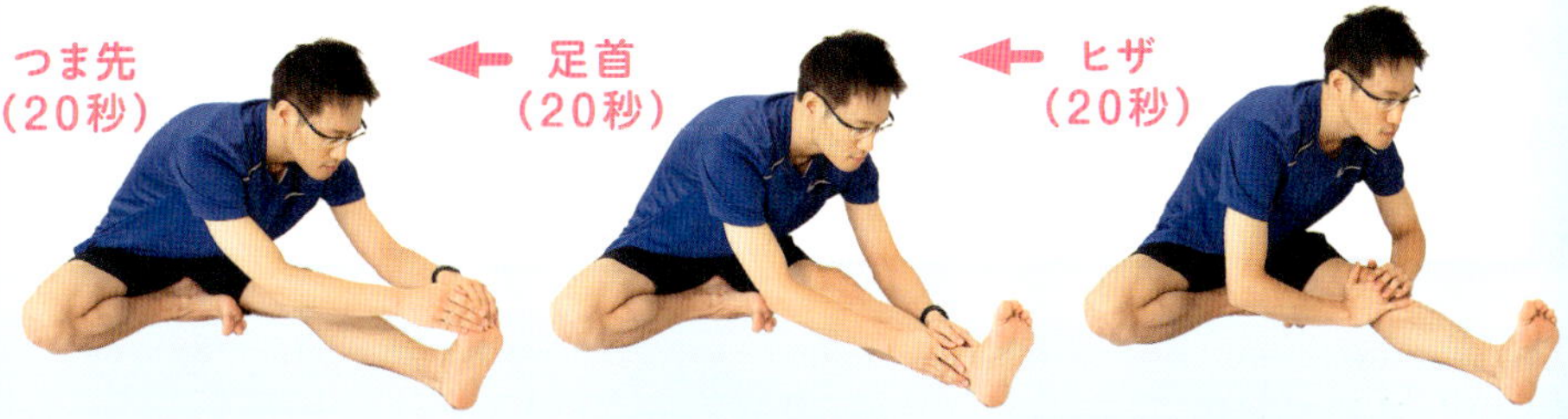

足の裏のガチガチ疲れをとる

足底筋膜炎の予防にも！

体験者の感想

50代・女性

足裏のガチガチがスーッととれた!

ここを伸ばす！

歩き出しに負担がかかる箇所。カカトから足の指の付け根につながっている繊維状の結合組織で、土踏まずを支える重要な組織です。縮む動きばかりしているのでストレッチしてあげないと硬くなりやすいところでもあります。

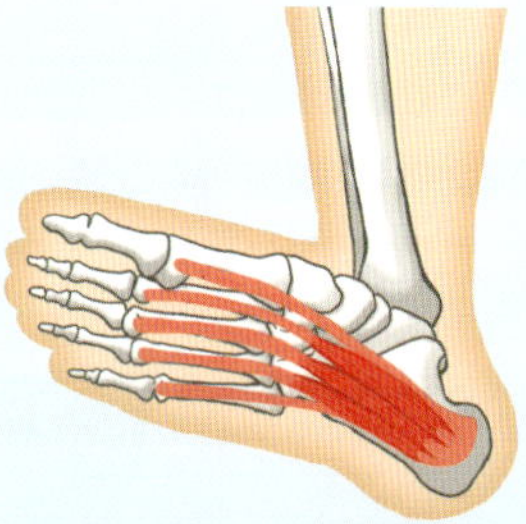

足《そく》底《てい》筋《きん》膜《まく》

解剖学的ストレッチ解説

革靴やヒールで歩いている人は特に痛いはず。というのも、土踏まずを支えるクッションの役割をしているところですが、靴が硬いとその分の負担が大きい箇所だからです。特に負担がかかるのは、歩き出す時。グッと足裏の足底筋膜が縮んでいるんですが、ここを伸ばしたことありますか？　ほとんどの人がストレッチせずに足裏がガチガチ。ここは放っておくと炎症を起こして強い痛みも感じるようになってきます。「足底筋膜炎」というやつですね。

「朝起きたら痛くて、歩き出したらマシになってくる」というレベルなら、念のため病院にいくことがおすすめ。対応策としては、靴にインソールを入れて、お風呂あがりにゆるくストレッチしてみることがベターです。

POINT

見た目は簡単ですが、意外と硬い人が多くて「10秒もできない！」というツイートも。痛気持ちいい程度に腰を落としてください。

動画でチェック

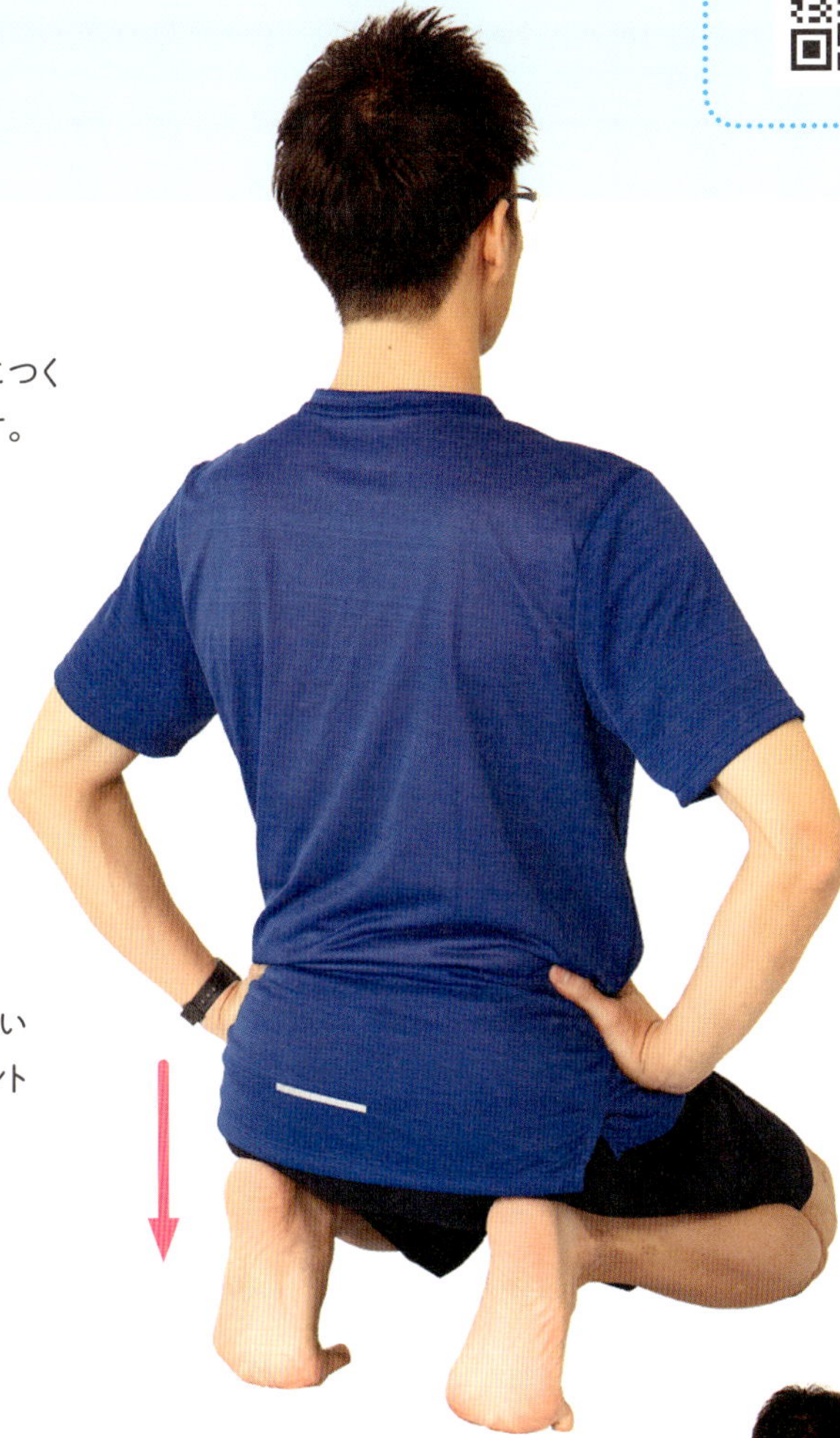

1

足の指の付け根が床につくようにして中腰になります。

2

少しずつ、腰を落としていき、痛気持ちいいポイントで止めましょう。

20秒×3セット

EASY

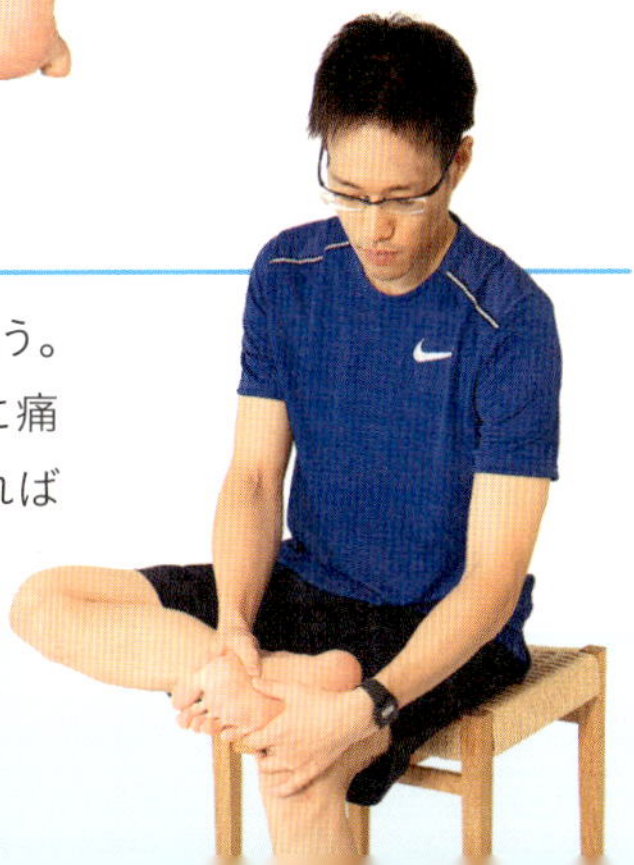

座った状態で足裏を2～3分ゆるくマッサージしましょう。足首と足の指はできるだけ曲げた状態です。この後に痛気持ちいい程度の中腰でストレッチをして、まだ痛ければマッサージを繰り返します。

冷え性を改善する

前脛骨筋をストレッチして足をポカポカに

体験者の感想

50代・女性

**キツいけど効果ありました!
脚の疲労感も抜けた。**

ここを伸ばす!

ふくらはぎと違って、人生で一度も伸ばしたことがない人が大多数。ですが、足のアーチをつくる役割や、足首を曲げる働きもしている大切な部分です。スネの横にありますが、意外にも付け根は親指側の足の裏側です。

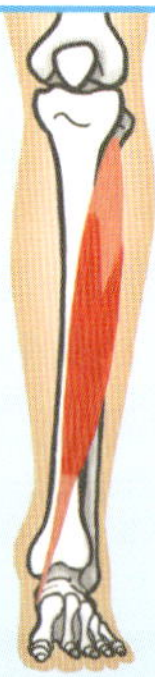

前《ぜん》脛《けい》骨《こつ》筋《きん》

解剖学的ストレッチ解説

そもそも何で手足が冷えるのか知っていますか?

実は寒い時は心臓や肝臓などの重要な臓器が集まる身体の中心の部分に、血液を集めて体温を維持しようとする働きがあるのです。

こうなった時には手足なんかの末端部分やヒフの表面は、血管を収縮させて熱が発散しないようにして温度が下がっていきます。手足が冷たくなるんですね。夏ならクーラーの寒さ、冬なら外気の寒さが原因。「前脛骨筋」が硬くなっていると、血の循環をよくするふくらはぎの筋肉も動きにくくなっているので、温かくなりにくいというわけ。その対策がストレッチなんですね。伸ばしたことがないとなかなか伸び感はないので、お風呂あがりにゆっくり時間をかけてみてください。

POINT

脚を前に突き出さずに足首をひねると足首が痛いだけで伸びません。
スネの横が伸びているかチェックしましょう。
キツイストレッチなのでゆっくり行ってください。

動画でチェック

1

足とは反対側の手で、足の側面を持ちます。

2

ヒザをピンと伸ばしながら足の甲を内側に引っ張ります。

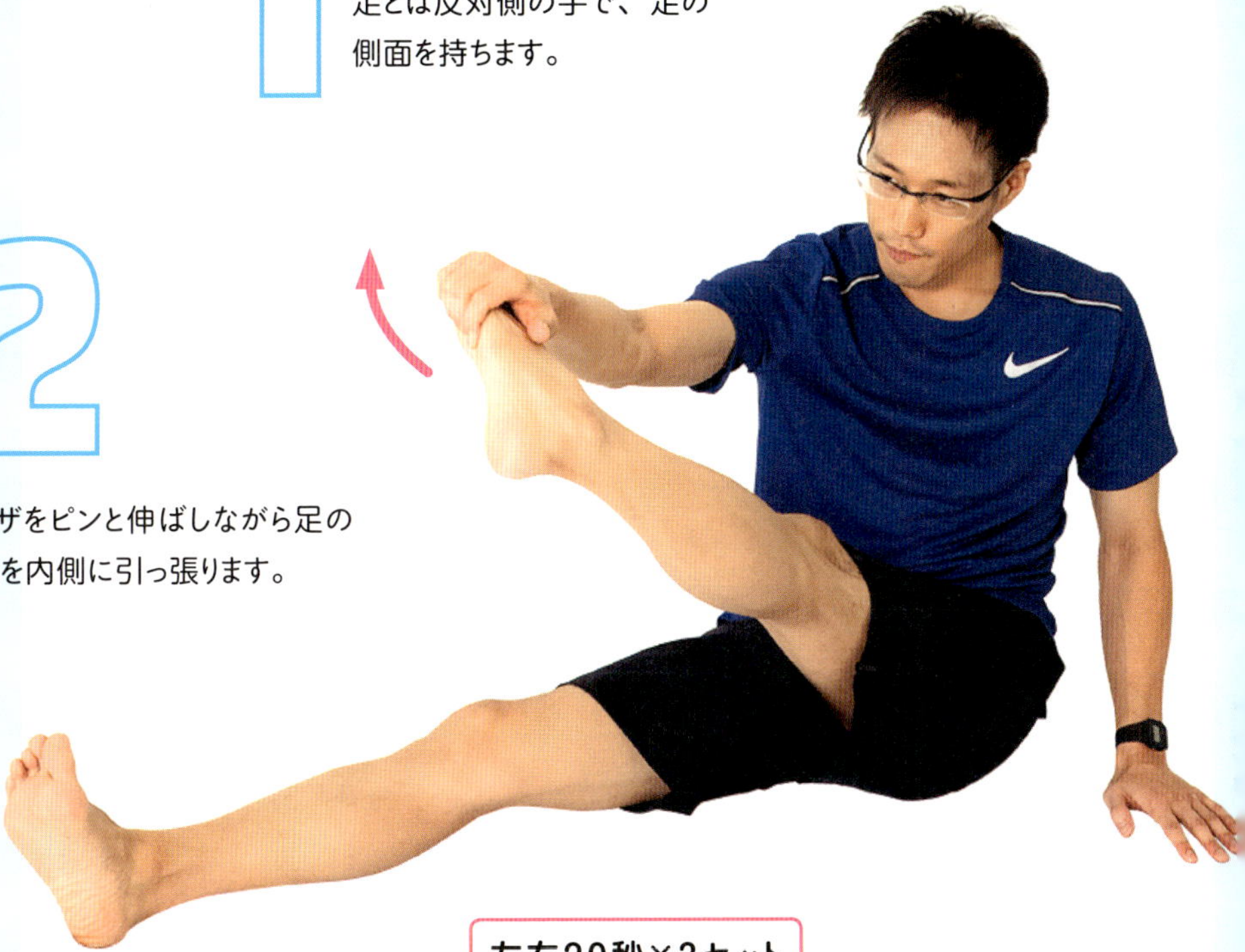

左右20秒×3セット

EASY

座った状態で足首をヒザへ置き、ヒザはおさえたままで足の甲を身体側に引っ張りましょう。スネの横側がじんわり伸びる感じがすればOKです。

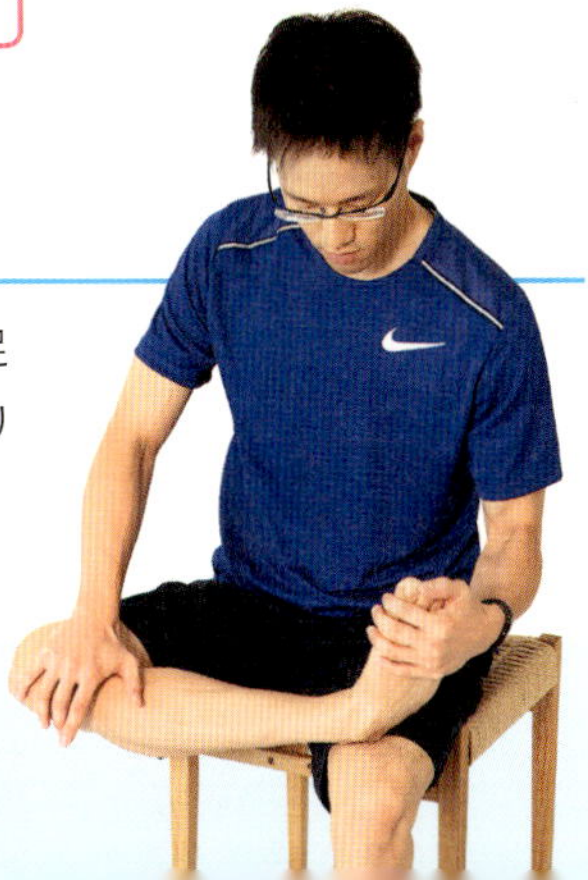

脚のお悩み

第5位

O脚を改善する

あまり使わない筋肉に刺激をもたらす！

体験者の感想

30代・女性

気持ちいい！
これなら続けられそう！

ここを伸ばす！

内ももの筋肉のひとつで、股関節とヒザ関節をまたぐ唯一の筋肉。スポーツなら平泳ぎの動きで使いますが、日常生活ではあまり使うことがないので硬くなりやすく、O脚の原因にもなります。

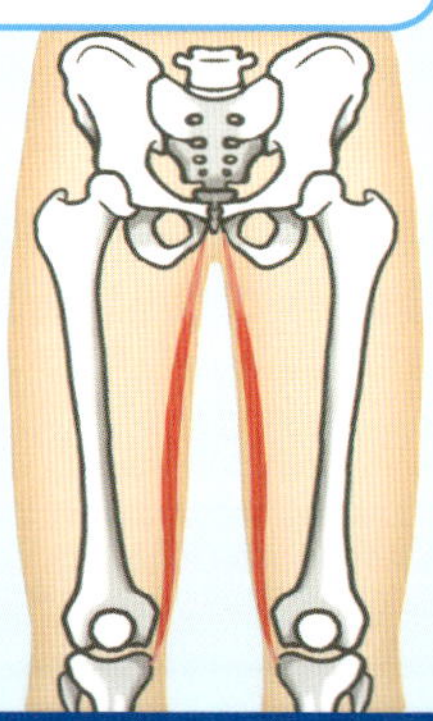

薄《はっ》筋《きん》

解剖学的ストレッチ解説

そもそも、この筋肉が硬くなりやすいのは、普段の生活のなかで、力を入れて脚を閉じる動作なんてなかなかないからです。

乗馬をしたり、ジムのプールで平泳ぎをしたりする人たちはよく使うので豊かに動くものですが、そんな人は稀なはず。

さらに、この筋肉が面倒なのは、内モモの筋肉のなかで唯一「股関節からヒザ下にかけてつながっている」こと。

ほかの内モモの筋肉は硬くなっても「脚が開かない」ということでO脚にそれほど大きくは関連しないのですが、薄筋に限っては硬くなるとどんどんヒザ上を湾曲させてO脚につなげていきます。トレーニングよりもストレッチの方がピンポイントで効果を発揮できるので、根気強く伸ばしていきましょう。

POINT

内モモでいちばん薄い筋肉なのでキツく感じやすいですが、早く改善したい気持ちを抑えて丁寧に伸ばしましょう。

動画でチェック

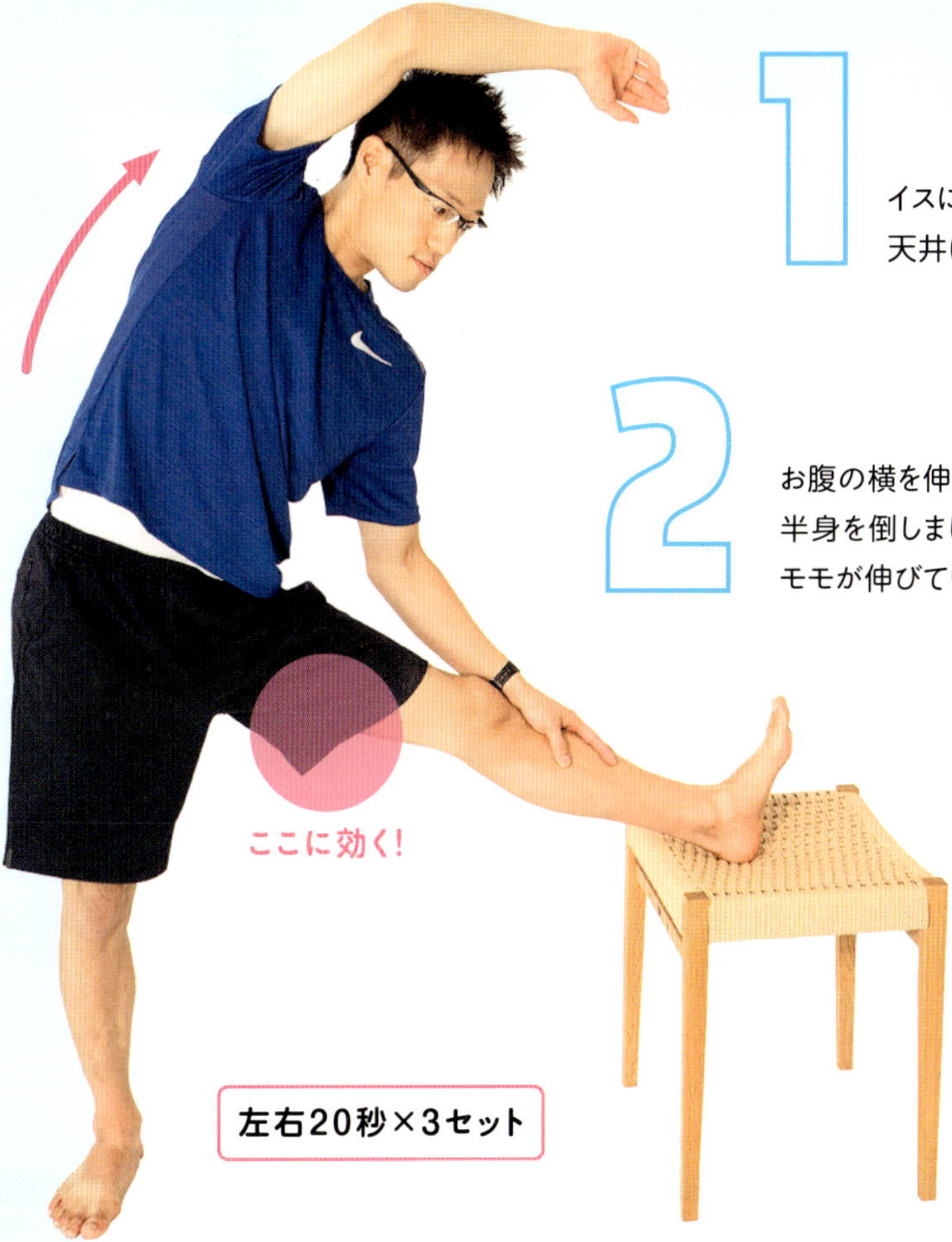

1 イスに足をかけて、つま先を天井に向けましょう。

2 お腹の横を伸ばすようにして上半身を倒しましょう。自然と内モモが伸びていきます。

左右20秒×3セット

EASY

よく見る内モモのストレッチで、体育や部活でやったことがあるはず。ひとつ違うのは、つま先を天井に向けることです。反動はつけないように注意してください。

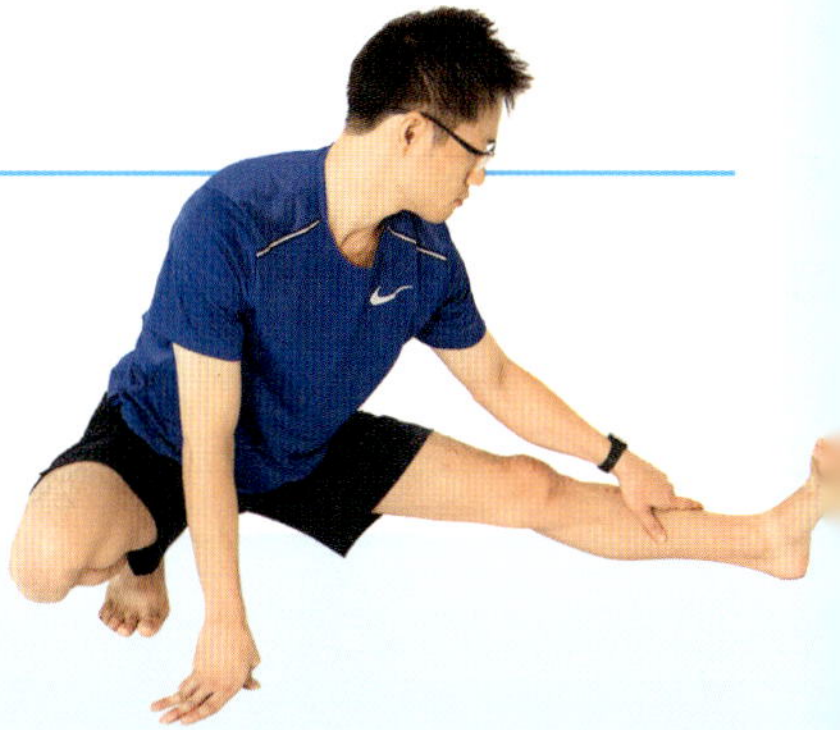

脚のむくみをとる

腓腹筋のストレッチで血の巡りをよくする

体験者の感想

30代・女性

むくみがちだったのが
徐々に改善されていった!

ここを伸ばす!

血液のポンプ機能があり「第2の心臓」とよばれるふくらはぎの表層の筋肉です。つま先立ちをする時に活躍してくれます。

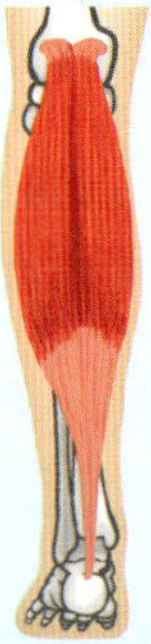

腓《ひ》腹《ふく》筋《きん》

解剖学的ストレッチ解説

夕方くらいになると脚がむくんでくる人は「腓腹筋」のストレッチがおすすめです。脚がむくむのは「余分な水分がたまる」からです。

そもそも脚の静脈の血液は、普段から重力にさからって心臓に向かって流れているのですが、それができるのは脚の筋肉の筋ポンプ機能があるからなんですね。

ですが、立ったままや座ったままになると筋ポンプが働きにくい状態になってしまい、そのせいで心臓に流れるはずの血液が滞ってしまいます。すると血管が炎症を起こして、次は血管の外へ水分がでて、それがむくみとなるわけです。簡単にいうと、むくみの原因は「血の巡りが悪いから」ということになるので、ストレッチすることで解決できます。

POINT

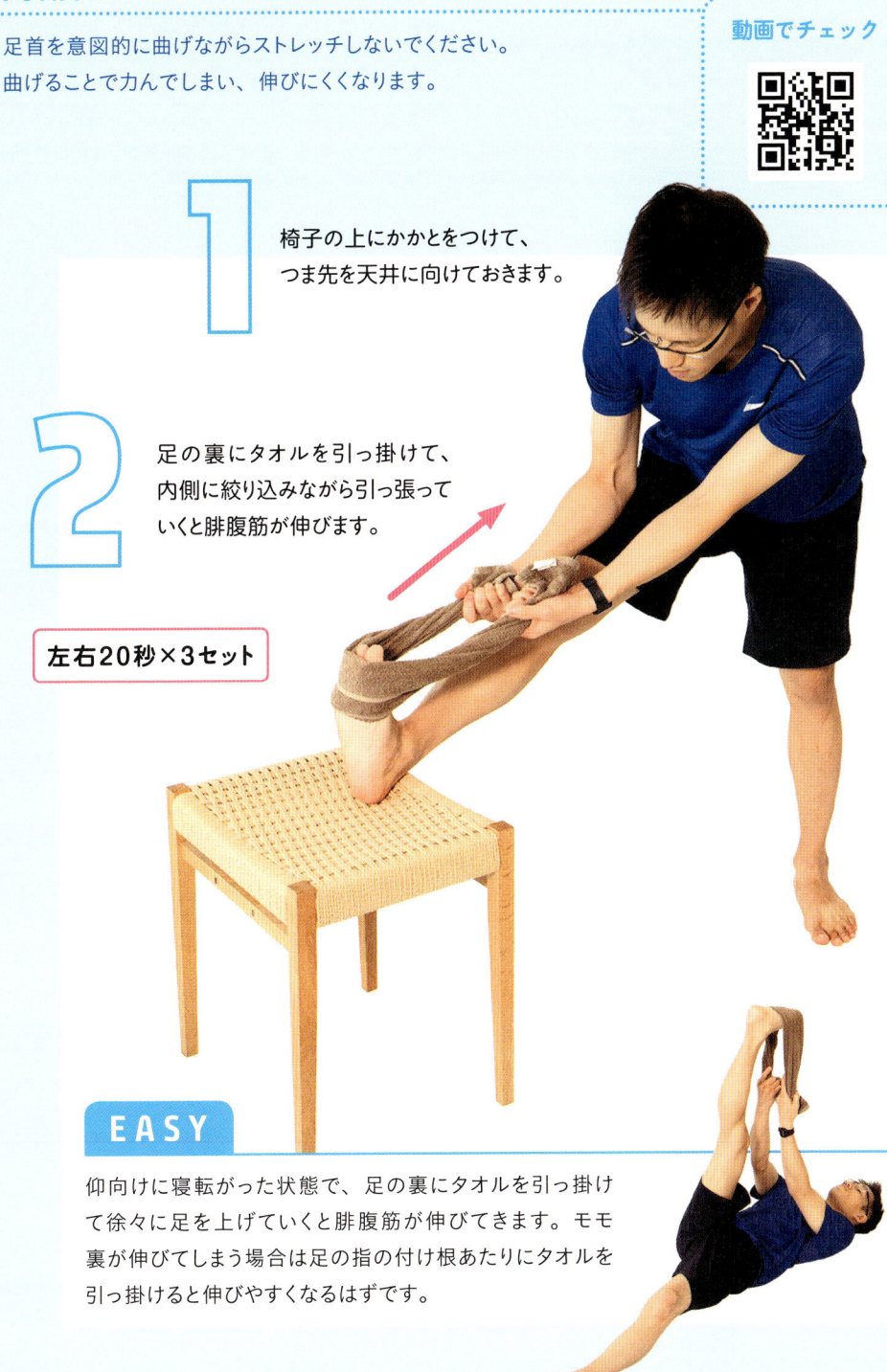

足首を意図的に曲げながらストレッチしないでください。
曲げることで力んでしまい、伸びにくくなります。

動画でチェック

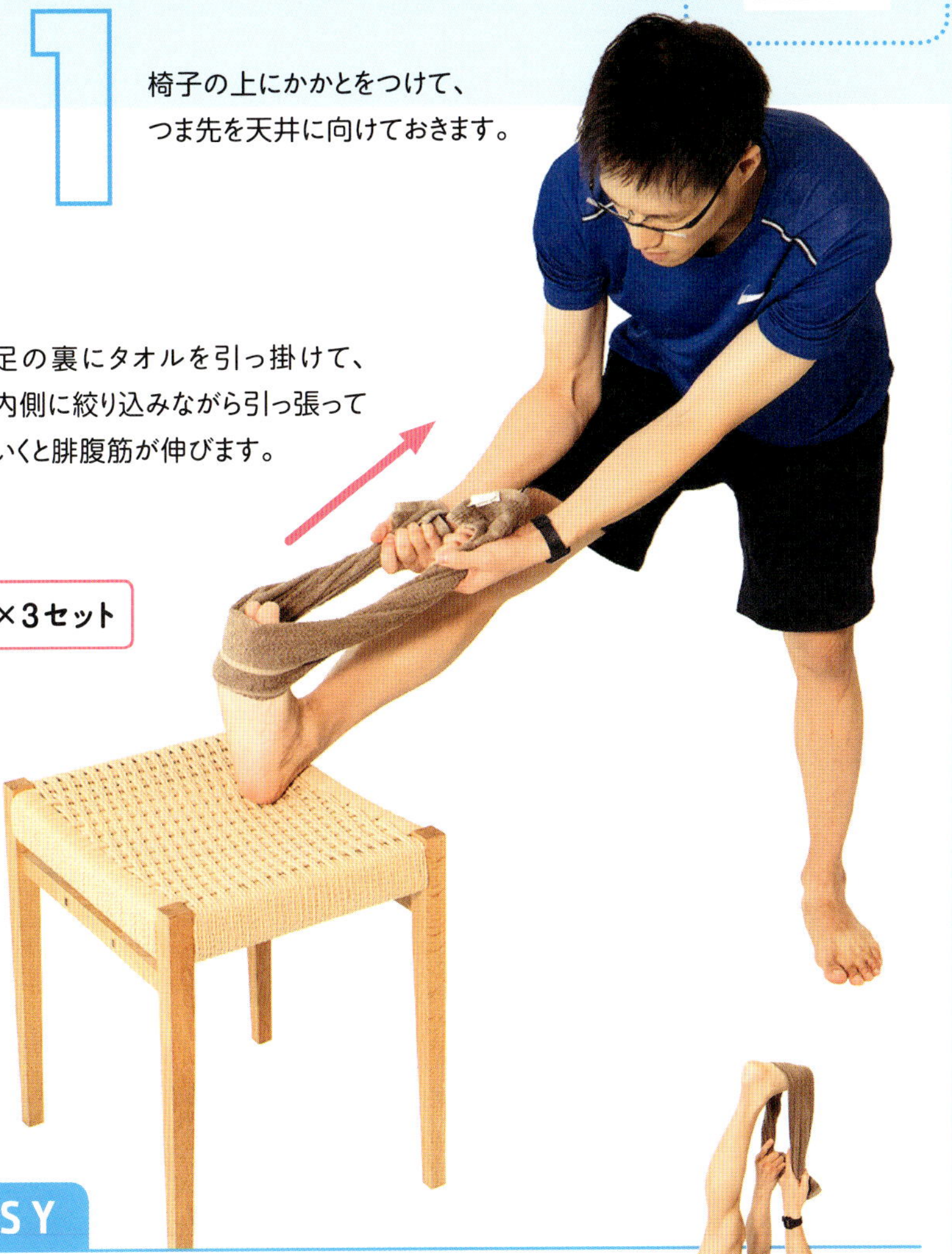

1 椅子の上にかかとをつけて、つま先を天井に向けておきます。

2 足の裏にタオルを引っ掛けて、内側に絞り込みながら引っ張っていくと腓腹筋が伸びます。

左右20秒×3セット

EASY

仰向けに寝転がった状態で、足の裏にタオルを引っ掛けて徐々に足を上げていくと腓腹筋が伸びてきます。モモ裏が伸びてしまう場合は足の指の付け根あたりにタオルを引っ掛けると伸びやすくなるはずです。

「何もない所でつまずく」をなくす

足がしっかり上がるようになる

体験者の感想

30代・女性

軽快に歩けるようになり嬉しい

ここを伸ばす!

内臓と背骨の間にあるインナーマッスルの総称です。主に股関節を曲げる働きと腰の骨のS字を維持する働きがあり、硬くなりすぎると腰が曲がったり、ヒザが上がらなくなったりする原因になります。

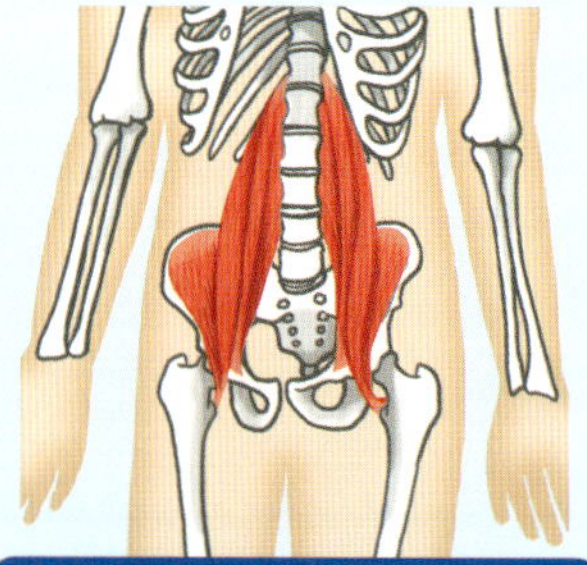

腸《ちょう》腰《よう》筋《きん》

解剖学的ストレッチ解説

歩いている時「見えない段差」につまずく人は、この「腸腰筋」をストレッチしてみましょう。

つまずく主な原因は、ヒザが上がっていないことです。

「腸腰筋」が硬くなるとヒザを曲げた状態をキープするようになってしまい、姿勢をきれいに保ちにくくなり、どうしても腰が曲がった状態へ。

「たまにつまずくくらい平気!」と軽視している人は、「腰がどんどん曲がってきますよ」と忠告しておきます。

しかも、腸腰筋が硬い状態から無理に姿勢をよくすると背中や首に負担がかかって、慢性的な首肩コリの原因にもなってきます。予防の意味も込めて、伸ばしておきましょう。

POINT

徐々に痛気持ちいいレベルにしていきましょう。
いきなり頑張りすぎると股関節のケガの原因になります。

動画でチェック

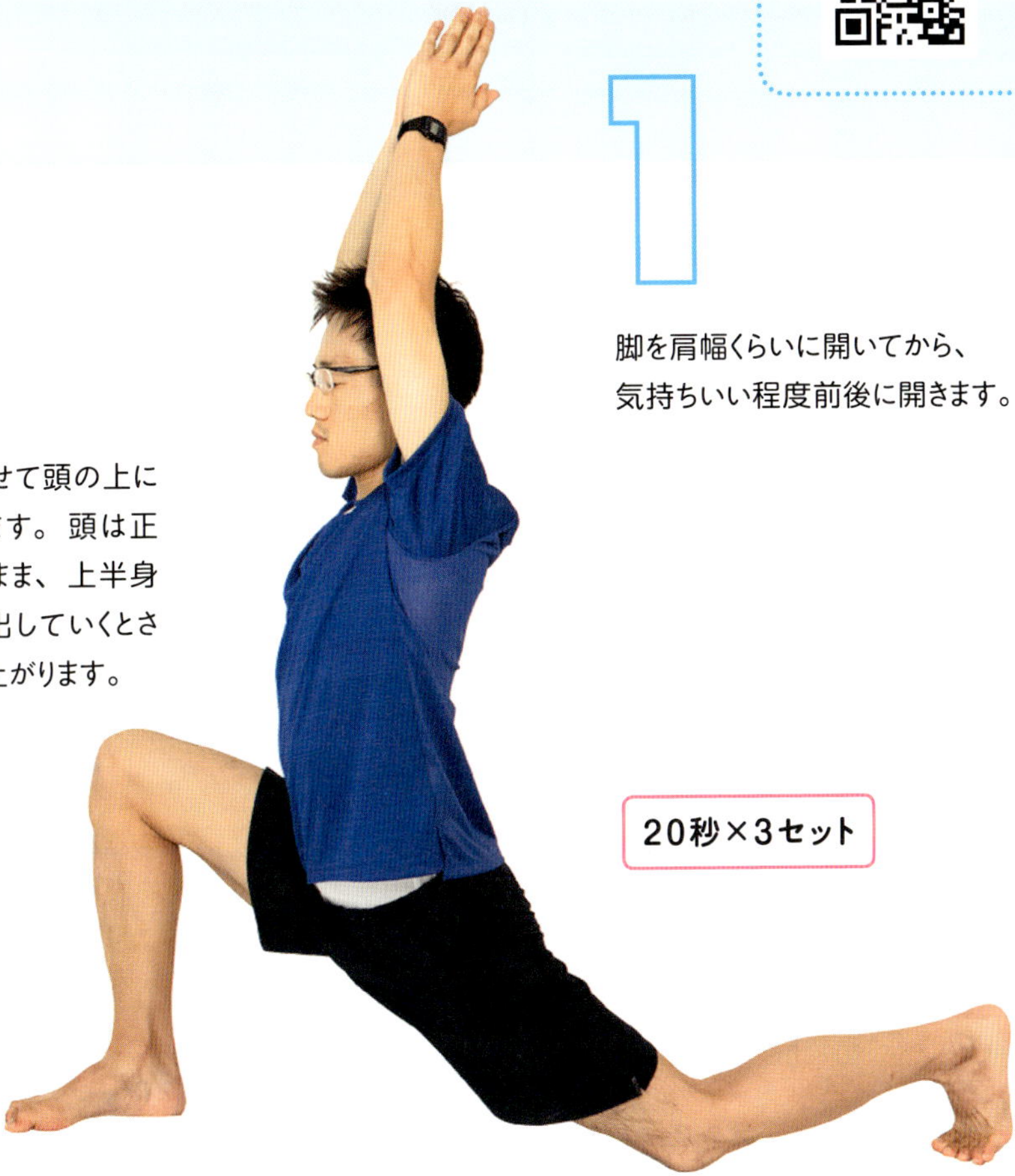

1

脚を肩幅くらいに開いてから、
気持ちいい程度前後に開きます。

2

両手を合わせて頭の上に持っていきます。頭は正面に向けたまま、上半身を前に押し出していくとさらに強度が上がります。

20秒×3セット

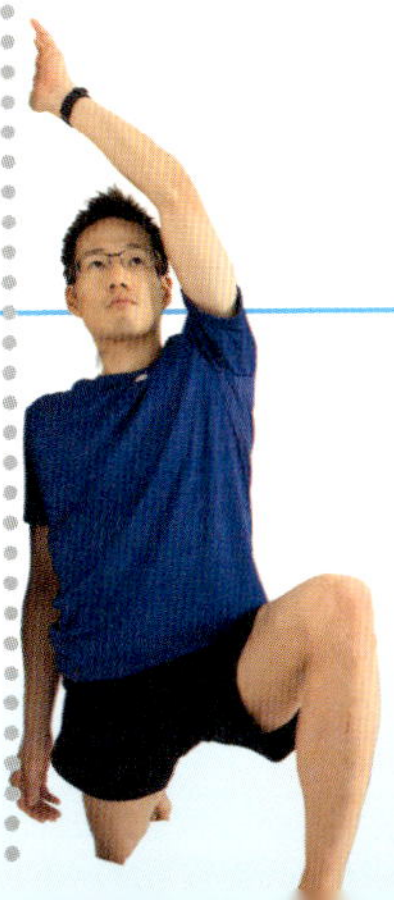

EASY

同じ体勢をとってカベに手をぴったりつけましょう。このまま前に倒れていくと自然と腸腰筋が伸びていきます。

正座がラクになる

硬くなってしまった筋肉を動かす

体験者の感想

40代・男性

正座するのが辛かったので、
とても助かる!

ここを伸ばす!

4つの筋肉が合わさってできており、大きなパワーを発揮できます。ヒザ関節を伸ばす働きがあるので、硬く縮んでしまうと正座のようにヒザを曲げる運動がしにくくなります。

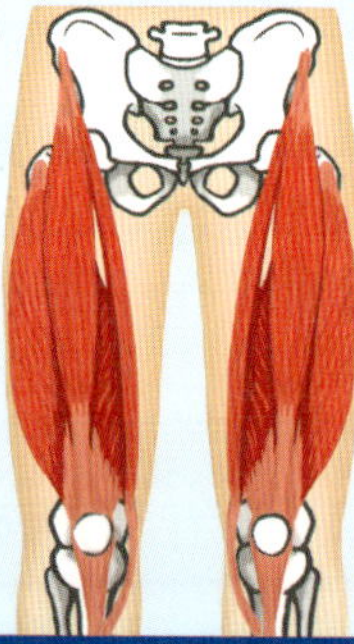

大《だい》腿《たい》四《し》頭《とう》筋《きん》

解剖学的ストレッチ解説

お客さんの対応をしていると、「正座ができなくて歳を感じてます」と言われることが多々あります。

しかし正座ができないことと年齢は関係ないので、このストレッチを続けて普通の身体を取り戻しましょう。

大腿四頭筋はヒザを伸ばす働きがある上に4つの筋肉がまとまって動くので、硬くなるとその分、可動域をせまくする威力も大きいんですね。

大半の人は運動不足が原因ですが、立ちっぱなしの仕事の人も硬くなりやすいのです。

さらに、立っている間は姿勢をきれいに保ってくれる「抗重力筋《こうじゅうりょくきん》」という筋肉のひとつなので負担は大。放置しすぎると反り腰になる上、肩が盛り上がってしまいます。

POINT

足を突っ張ることに意識はせずに、腕を引くことを意識してください。

動画でチェック

1

伸ばしたい方の脚のヒザを椅子の上に置き、倒れないように肩幅位、脚を開いておきましょう。

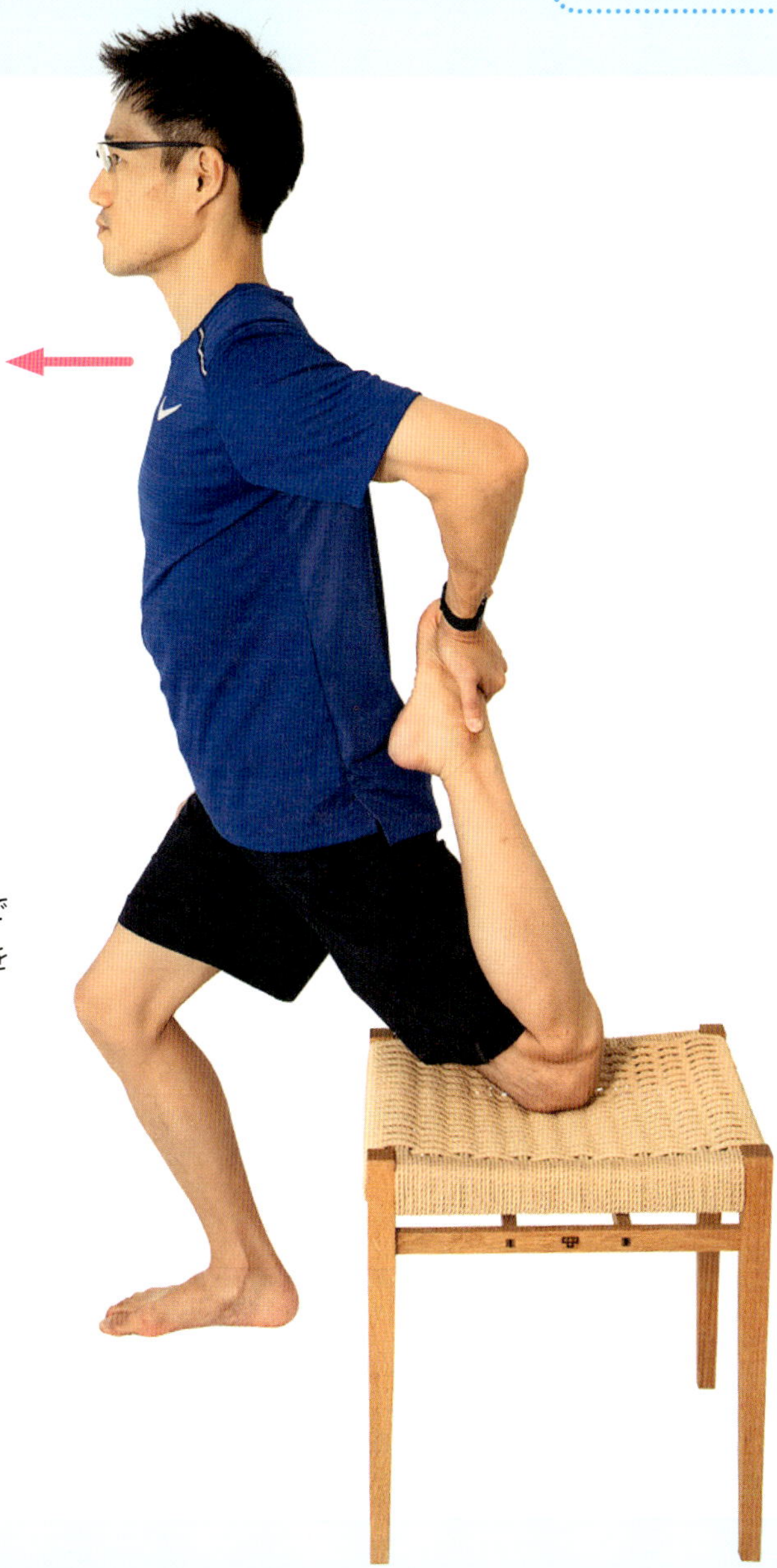

2

伸ばしたい方の足をつかんで身体にのせながら前に体重をかけていきましょう。

左右20秒×3セット

第9位

扁平足を改善する

予防としてもやっておきたいストレッチ

体験者の感想

20代・男性

ランニング後などにも
やっていて、とても効果あり!

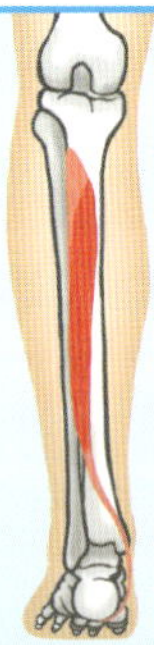

ここを伸ばす!

動的な働きはつま先立ちをすること。そして静的な働きは足の土踏まずを支えてアーチを保つこと。ふくらはぎの深層にあって、足首を伸ばす動きをサポートしてます。

後《こう》脛《けい》骨《こつ》筋《きん》

解剖学的ストレッチ解説

そもそも扁平足のデメリットってご存じでしょうか？

実は、普段の生活ではあまり障害はありませんが、つま先立ちになったり、立った状態で靴下をはいたりする時には力が入りにくくなったりします。

さらに、あまりに放置しすぎると足の内側で腱鞘炎を起こしたり、ふくらはぎの筋肉そのものが疲れて夜間につったりすることがあります。動きが悪くなりやすいので、歳をとれば運動中のケガにもつながってきます。

扁平足になると後脛骨筋はもっと強くアーチを引き上げようと一日中働いてしまうので、ストレッチしないとなかなか改善されません。今は問題がなくても予防としてやっておきましょう。

POINT

足首まわりではなくてヒザ下まわりが伸びるようにしてください。

動画でチェック

1

肩幅くらいに脚を開き、後ろ脚のふくらはぎに軽く張りを感じるくらい前後に開きます。後ろ脚はつま先を少し内向きにします。

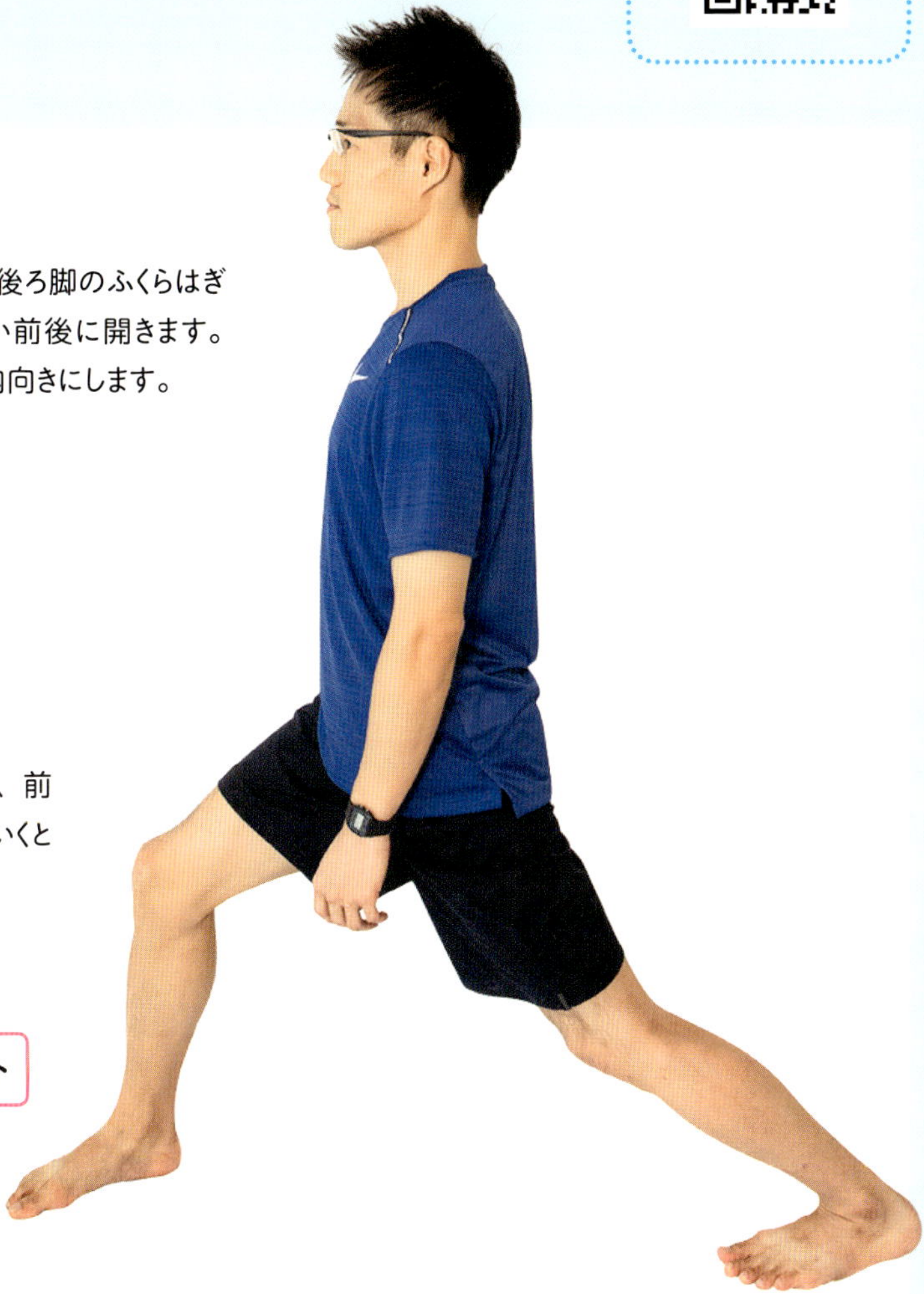

2

かかとは床につけたまま、前にゆっくり体重をかけていくと自然に伸びていきます。

左右20秒×3セット

EASY

血の巡りをよくしてからの方が伸びやすいので、2～3センチのつま先立ちを5秒×5セットほどしてから再度ストレッチしてください。それでも伸びにくければ、ストレッチしている状態を1分ほどキープして伸びるまで待ってみましょう。

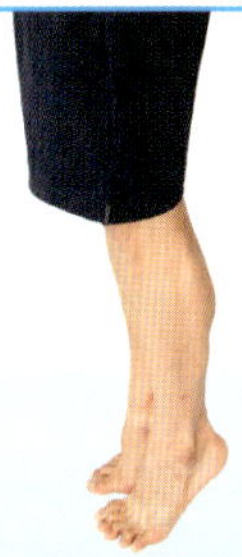

足の甲の疲れをとる

革靴・ヒールで起きた疲れを解消

体験者の感想

30代・男性

足全体がラクになった!

ここを伸ばす!

よく使われるのはバランスをとる時です。特にサーフィンやスノーボードなど不安定な動きをとるスポーツで使われます。逆に日常生活では革靴やヒールを履くことによって、あまり使わなくなっている筋肉でもあります。

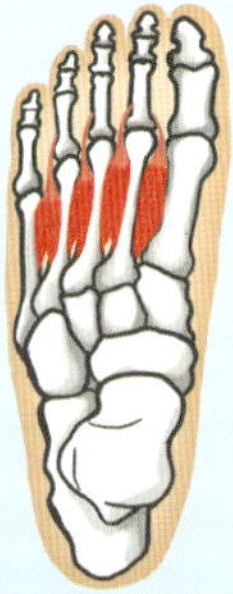

背《はい》側《そく》骨《こっ》間《かん》筋《きん》

解剖学的ストレッチ解説

背側骨間筋は、特にサーフィンなどの不安定な動きをする競技でよく使われますが、あまり運動をしていなかったり、安定した場所での軽い運動くらいでしたら、なかなか使えていないのが現実です。

特に革靴やヒールを履いている人は、使ってなさすぎて、この筋肉がガチガチになっているはず。お客さんに多い傾向ですと、足首から下の筋肉が固まりすぎて、そもそも「足の指を動かす」という動作がしにくく、それが歩行時の疲れやすさにつながっているのを感じます。

足首から下が「普段から重だるいと感じる」「動いている感覚が鈍い」という人はぜひストレッチして血を巡らせて、元の足の動きを取り戻しましょう。

POINT

スネを突っ張らせるようにしてヒザを押さえる動作と組み合わせることが大切です。

動画でチェック

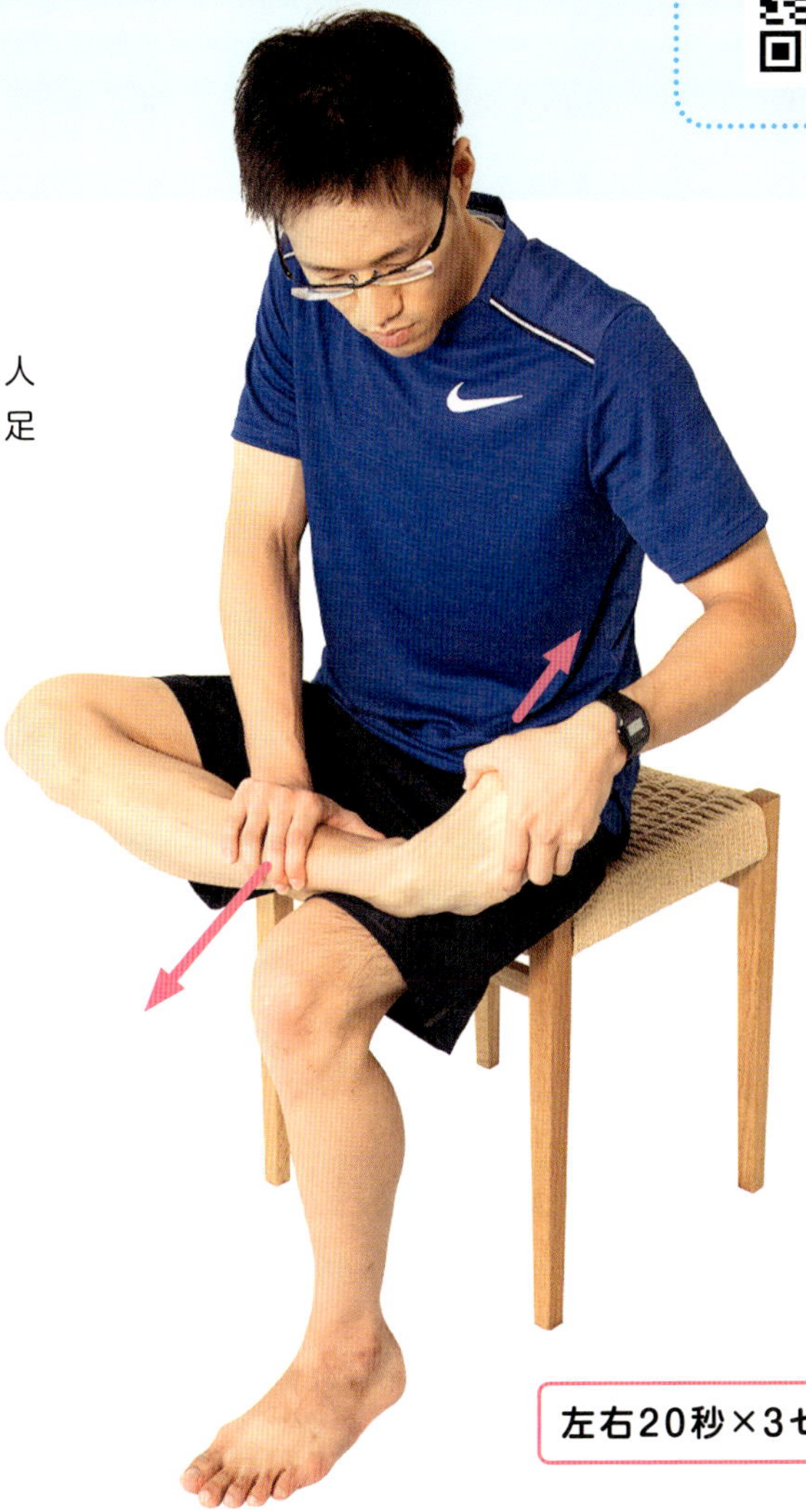

1

足首を太モモに置いて、人差し指から親指で優しく足の甲をつかみましょう。

2

空いてる方の手で脚を押さえながら前方に押し込み、足の甲は身体側に反らせましょう。

左右20秒×3セット

EASY

立った状態から足を一歩前に出し、後ろ足の指を床につけて外に張り出しましょう。伸びにくい人は、カベにもたれるようにしてスネを突っ張りだすと、より強度の高いストレッチで伸ばせます。

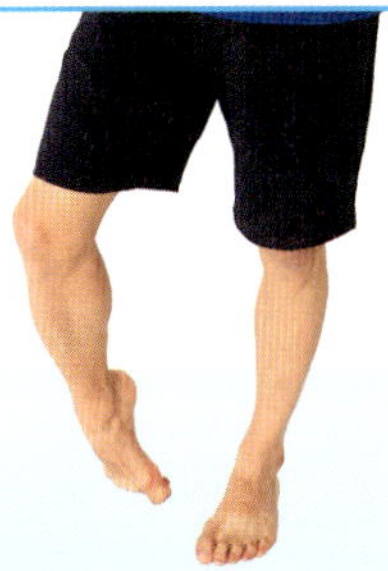

教えて なぁさん!

知っておきたい ストレッチの知識 5

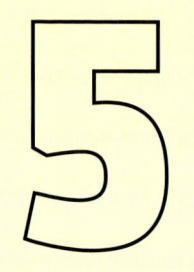

日常生活の「姿勢改善」対策

日常の対策として、よくある大間違いは「綺麗な姿勢をとろう」と意識しすぎること。綺麗な姿勢を保とうと意識すると筋肉が硬くなって身体が緊張します。猫背の方や腰痛の方は特に逆効果ですので、無理に意識しないようにしましょう。ただし、普段よく動くようにしてください。座りっぱなし、立ちっぱなしなど、同じ姿勢を続けることは筋肉を硬直させ、血流を悪くさせる原因になります。もちろんスキマ時間にストレッチをするのが最も効果的ですが、それだけでなく、体が凝ってきたなと感じる前に、定期的に立ち上がるようにしたり、軽く散歩に出かけたり、お風呂によく浸かるなどして、血流をよくする心がけをしましょう。

とにかく同じ姿勢を
長時間はNGです!

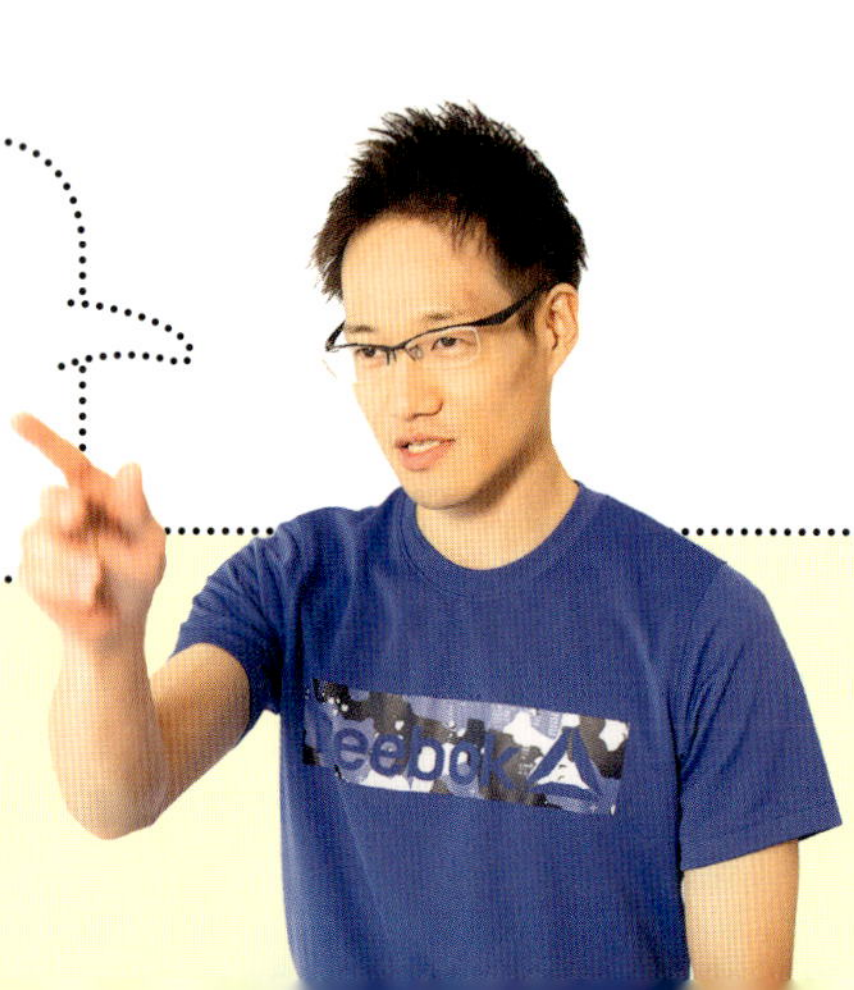

腰・臀部のお悩みをスッキリ解消

○腰の張りをスーッとなくす
○反り腰を改善する
○お尻疲れを心地よく解消する
○坐骨神経痛を改善する
○かがんだ時の腰痛を解消する

腰の張りをスーッとなくす

広背筋のちょっとキツイストレッチ

体験者の感想

40代・男性

キツイ!　でも腰が
大分ラクになり、心地よい!

ここを伸ばす!

面積はNo.1の筋肉。主に腕を動かす働きがあって大きなパワーを出せます。骨盤や肋骨が引き上げられるので咳にも作用。縮みやすい筋肉なので硬くなると肩関節を動きにくくし、それが原因で腰に負担がかかってしまいます。

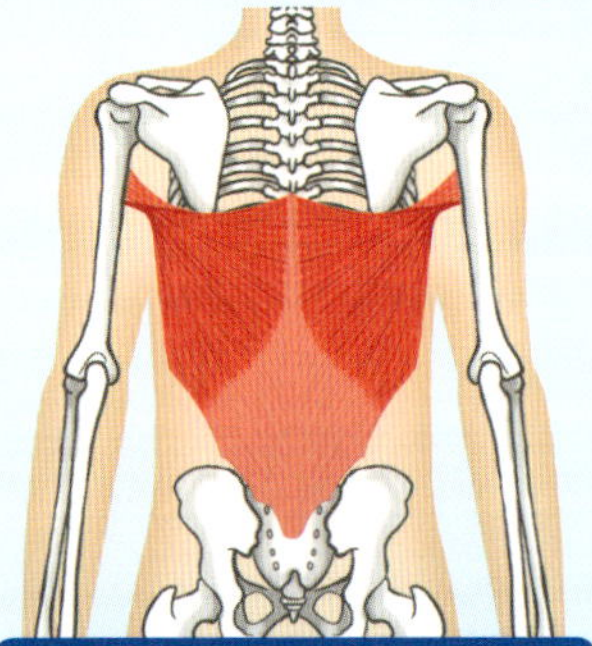

広《こう》背《はい》筋《きん》

解剖学的ストレッチ解説

広背筋は脇をグッとしめたり、モノを引っ張る時に使われる筋肉で、筋トレのイメージが強いと思います。逆三角形の体形をつくるアレですね。

あまり使わない分、硬くなりやすく、運動不足や猫背が続くことで骨盤と背骨の動きが悪くなってしまい、腰に張り感が出てくるようになります。

しかも、肩関節まわりにつながっている縮みやすい筋肉なので、肩の動きを悪くして肩コリの原因にもなってきます。

腰まわりの違和感がない人でも、大半の人がガチガチ状態。ぜひ騙されたと思ってストレッチしてみてください。めちゃめちゃ効くはずですよ。

POINT

足元は動かないように固定しておきましょう。

動画でチェック

左右20秒×3方向

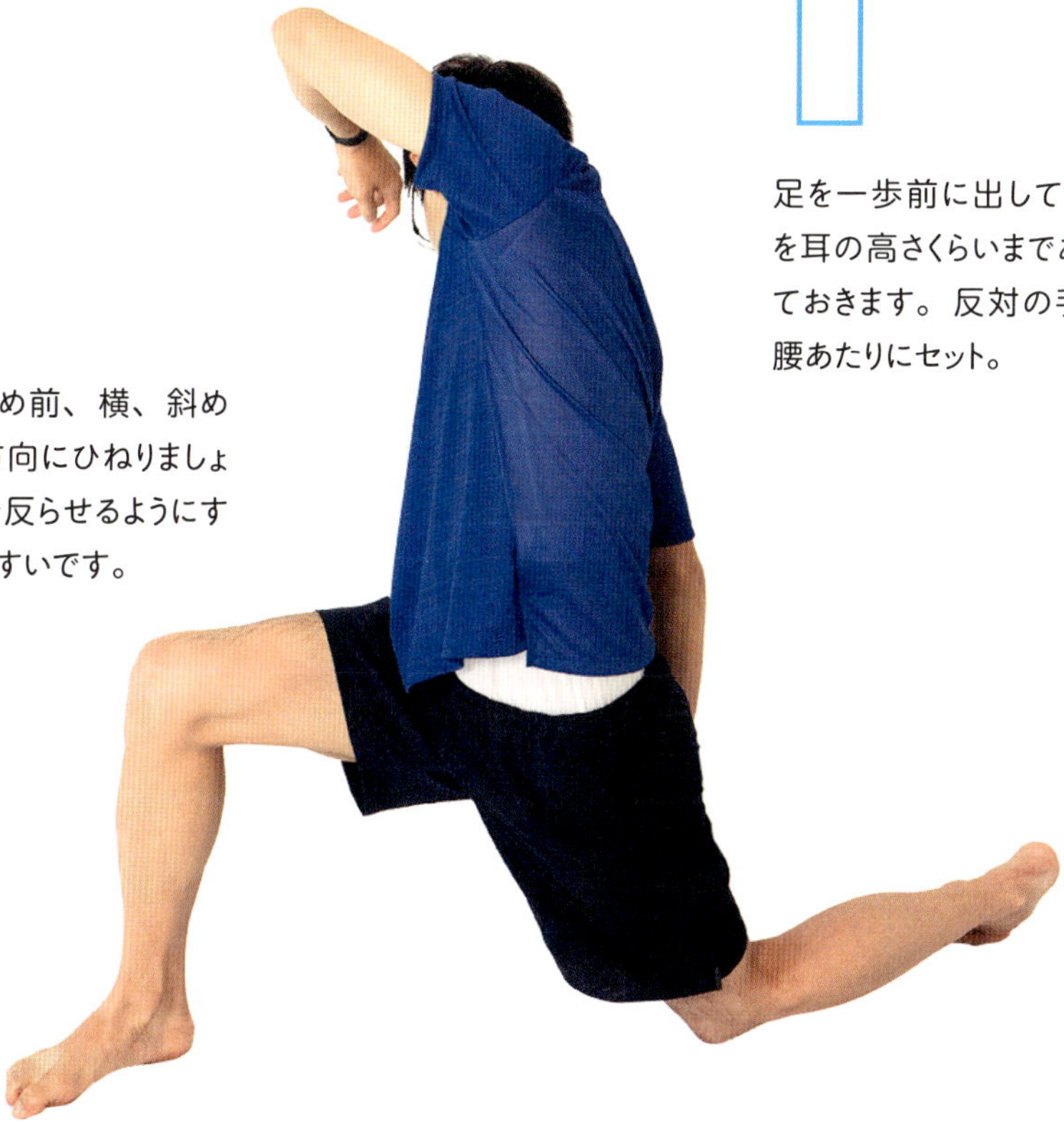

1

足を一歩前に出してヒジを耳の高さくらいまであげておきます。反対の手は腰あたりにセット。

2

そのまま斜め前、横、斜め後ろの3方向にひねりましょう。身体を反らせるようにすると伸びやすいです。

EASY

イスやデスクに両腕をのせた状態から手のひらを上向きにセットし、頭を下に入れながら腰を後ろに引いていきましょう。「おへそを突き出すように」がポイント。腰を反らせすぎないように注意です。

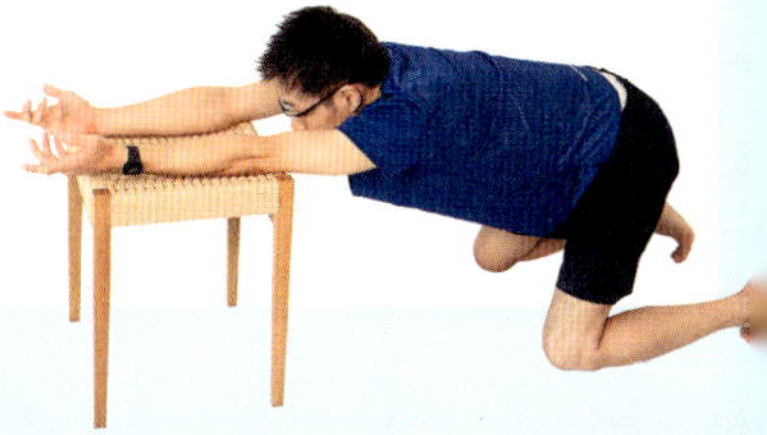

反り腰を改善する

2つの筋肉にアプローチすると効果抜群！

体験者の感想

40代・男性

徐々に効果がでてきてうれしい！

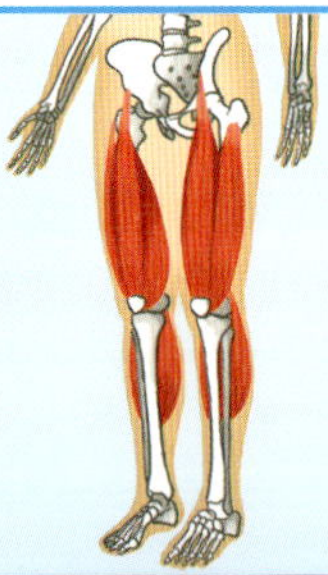

大《だい》腿《たい》四《し》頭《とう》筋《きん》
& 腓《ひ》腹《ふく》筋《きん》

ここを伸ばす！

特に反り腰の原因となるのはモモ前の「大腿四頭筋」で、4つの筋肉の内ひとつは股関節から身体を曲げる働きがあります。セットでふくらはぎの「腓腹筋」を伸ばすとより効果的。

解剖学的ストレッチ解説

反り腰で悩んでいる人はこのストレッチがおすすめです。特に大事なのはモモ前の「大腿四頭筋」で、硬くなると骨盤を前傾させてしまいます。なので、このストレッチだけしていても反り腰は改善されていきます。

ですが、改善スピードを上げるならもうひとつ取り組んで欲しいのが「腓腹筋」のストレッチです。モモ前が硬くなると前のめりになってつま先側に重心がきてしまい、ふくらはぎは常にキュッと縮まって緊張状態。

硬くなるにつれて、ふくらはぎが硬いためにモモ前が硬くなり、モモ前が硬いためにふくらはぎが硬くなるという負のループに入ってしまいます。できるだけ両方セットで、硬い方により時間をかけてください。

POINT

カベに手をそえて安定した状態で行いましょう。

動画でチェック

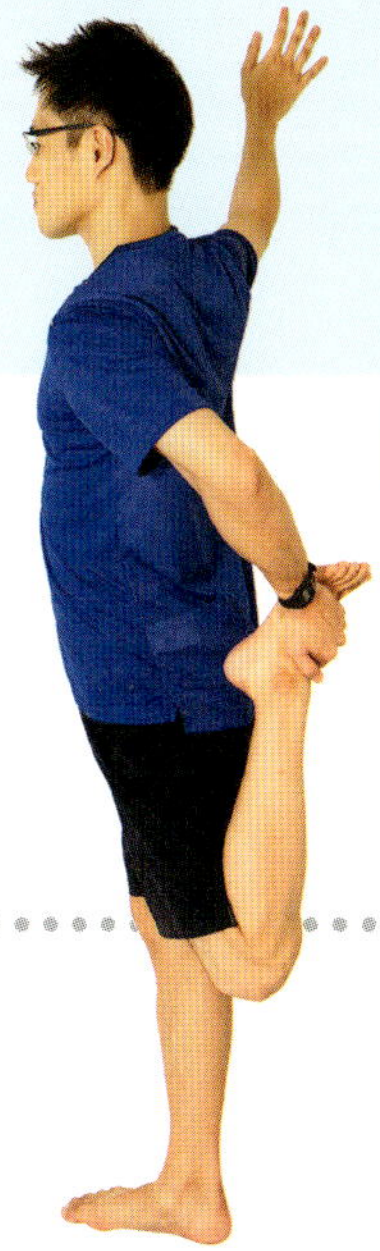

1 伸ばしたい方の足首を手で持ちます。

2 痛気持ちいい程度で、上に引き上げます。

左右20秒×3セット

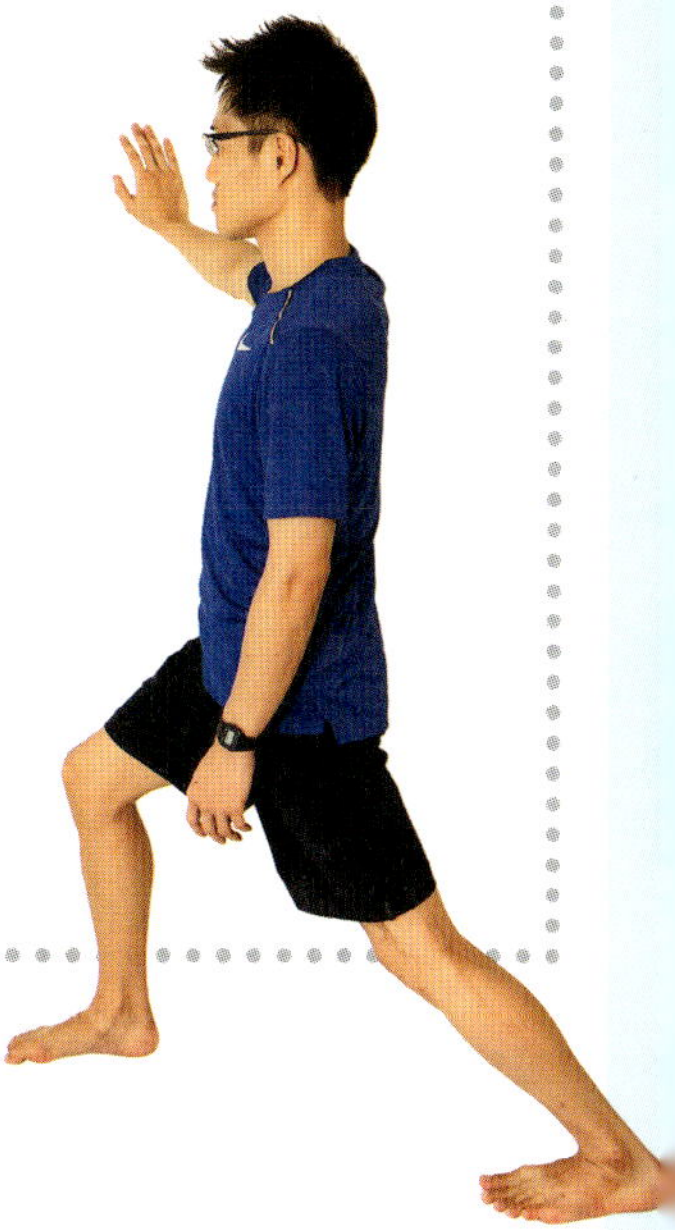

1 肩幅くらいに足を開き、後ろ脚のアキレス腱ではなくヒザ裏からすぐ下に張りを感じるくらい前後に開きましょう。

2 後ろのカカトは床につけたまま、前に体重をかけてください。

左右20秒×3セット

EASY

座った状態からどちらもストレッチできます。反動をつけたり力んだりすることなくじわーっと伸ばしましょう。

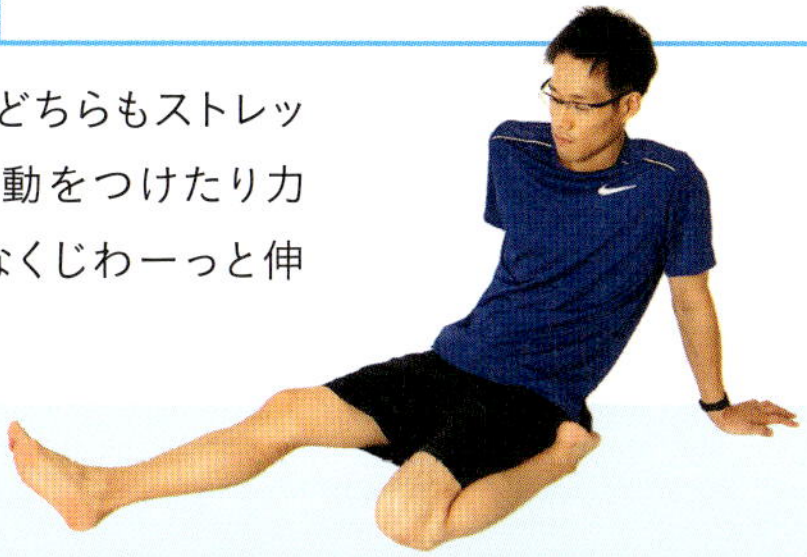

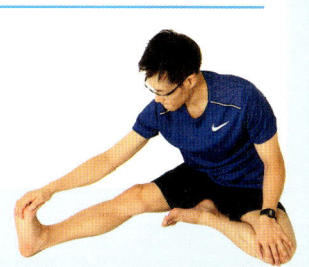

お尻疲れを心地よく解消する

スキマ時間に取り入れたいストレッチ

体験者の感想

20代・男性

伸ばされる感覚がすごくて気持ちよかったです。

ここを伸ばす！

体積No.1の筋肉。ジャンプやダッシュ、足を動かす原動力であり、立ち上がった時に上半身が前に倒れないようにしています。ちなみに、この筋肉がないと歩くどころか立つこともできません。

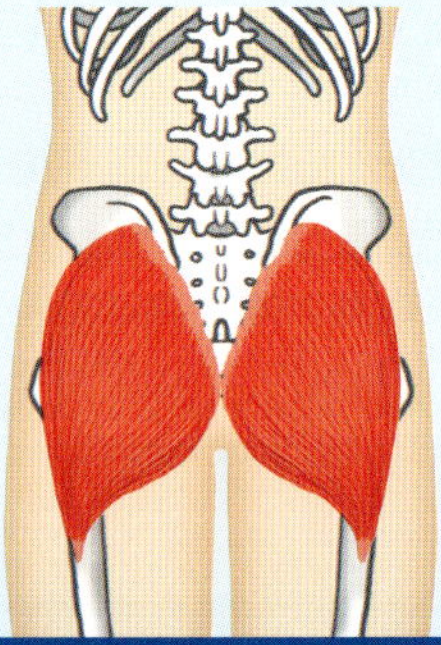

大《だい》臀《でん》筋《きん》

解剖学的ストレッチ解説

座りっぱなしのデスクワーカーにとって絶対伸ばしてほしい筋肉がこの「大臀筋」。

それは、どうしてか？　なぜなら、座り続けることでお尻の筋肉が圧迫されてどうしても硬くなってしまうから。

しかも、この筋肉は普段から重力を受けている身体の姿勢を保っている筋肉である「抗重力筋」のひとつ。座っていても立っていても、相当酷使しているんですね。

なので、この筋肉が硬くなると、そもそも「立つ」という動きがしにくくなる上、股関節を覆っているので「歩く」「走る」「イスから立ち上がる」こともしにくくなります。

股関節まわりが硬くなると腰の骨(腰椎)にも負担がかかって腰痛の原因にも。毎日の仕事中に必ず伸ばしてほしい筋肉です。

POINT

組んだ脚が水平にならない人は、
軽くヒザを手で押さえてあげると伸びやすいです。

動画でチェック

左右20秒×3セット

1

イスに座って、足首をヒザの上にのせます。

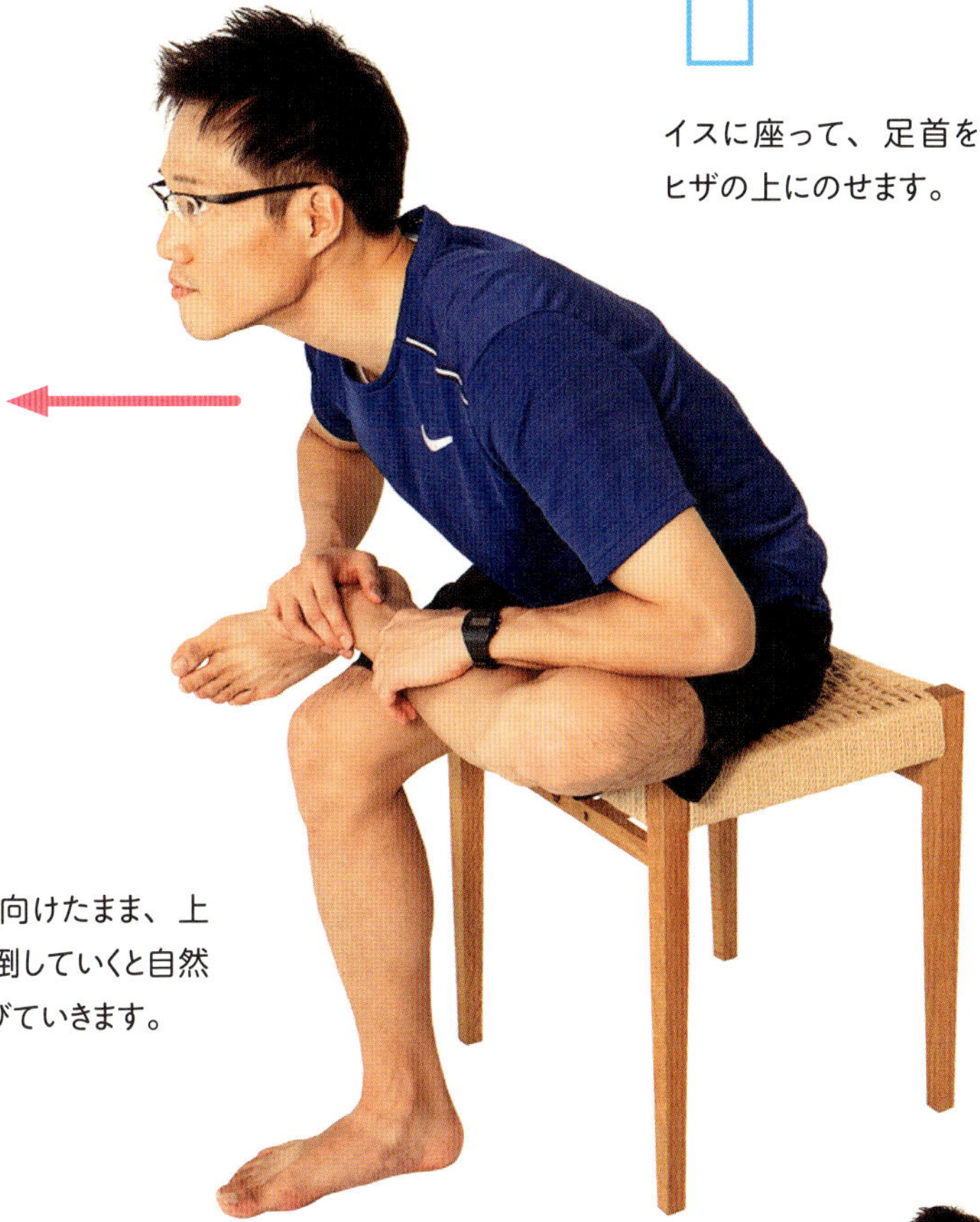

2

顔は正面に向けたまま、上半身を前に倒していくと自然とお尻が伸びていきます。

EASY

床に座った状態から足首をヒザに引っ掛けて、身体に寄せていくことでも伸びていきます。お尻を伸ばすイメージより、身体に寄せることでリラックスして伸びやすくなります。

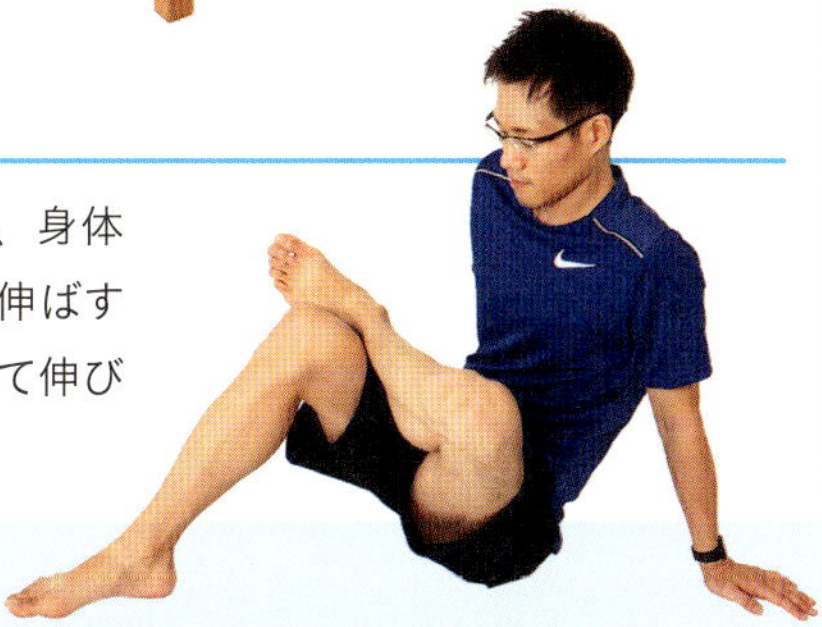

坐骨神経痛を改善する

梨状筋を伸ばして柔らかくする

体験者の感想

40代・男性

長年の坐骨神経痛に
かなり効きました!

ここを伸ばす!

お尻の深層部分にある筋肉で、普段は股関節を外へひねる運動をしています。ですが、この筋肉が硬くなると坐骨神経痛になることがあります。

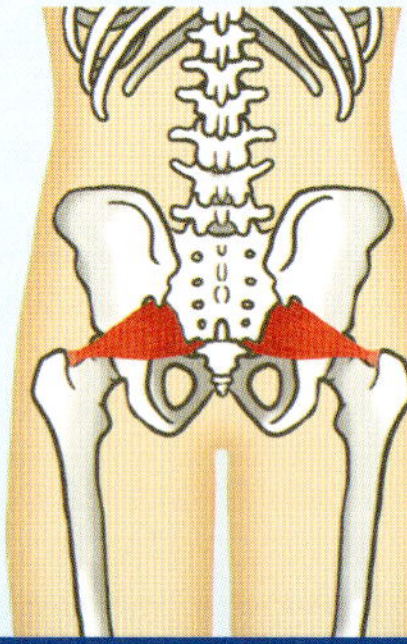

梨《り》状《じょう》筋《きん》

解剖学的ストレッチ解説

まずは坐骨神経痛になるしくみについて知っておきましょう。

「梨状筋」は立った状態で下半身から身体をひねる働きをしたり、下半身を安定させながら脚を出したりと、日常生活に役立ってくれています。

ただし、ここが硬く疲労することで坐骨神経を圧迫して足腰に痛みが出てくることもあります。原因は、運動不足や長時間の座り仕事、サッカーなどの股関節をよく使う激しい運動です。よくあるパターンは、座り仕事でお尻に圧力がかかって、深部の股関節を外旋させる筋肉が緊張して、坐骨神経が梨状筋を圧迫するという流れ。

ストレッチで少しずつ痛みを改善させていきましょう。

POINT

上にかぶさる脚で下の脚をコントロールするイメージ。
下側を率先して動かすと伸びにくいです。

動画でチェック

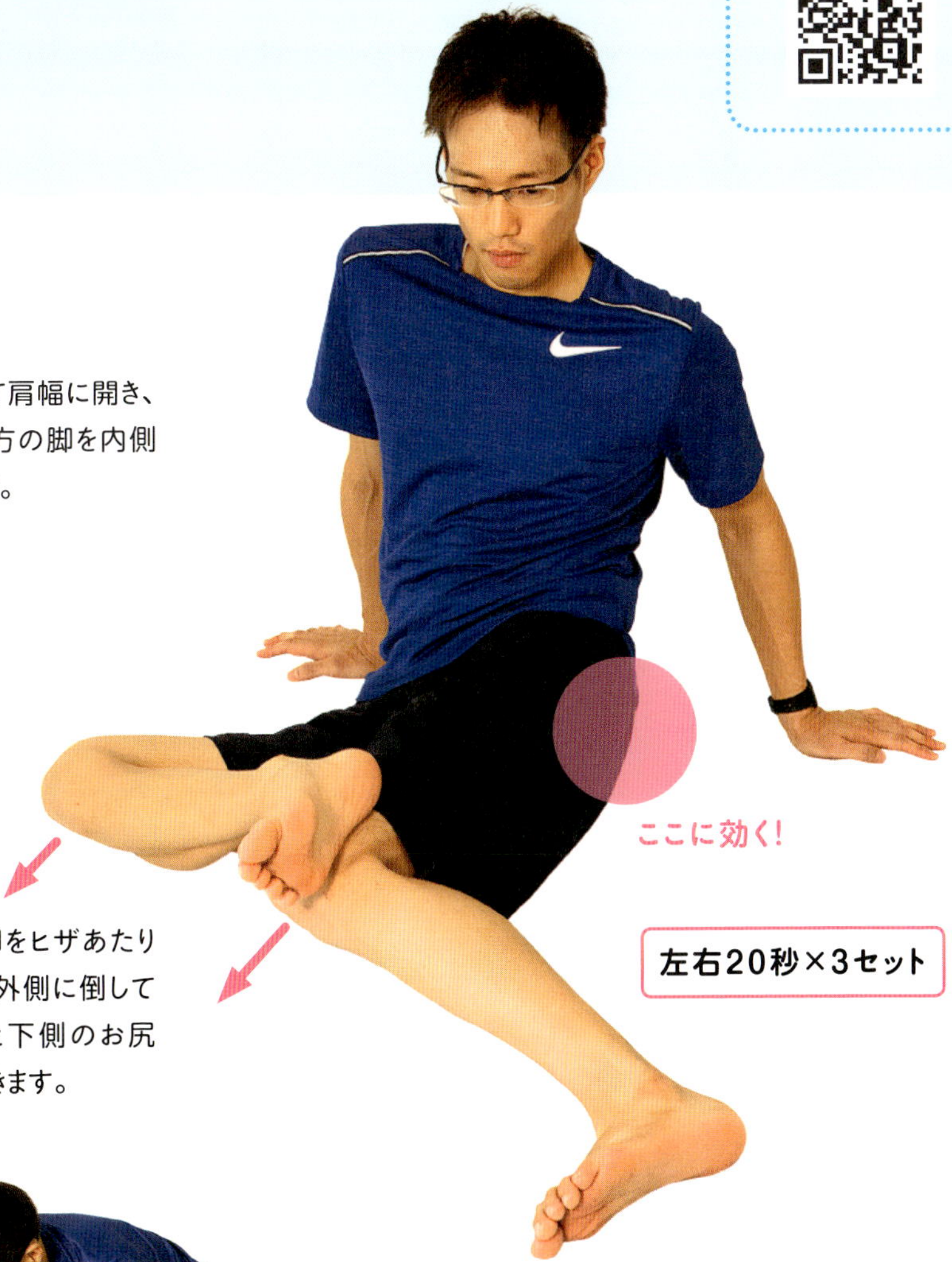

1

ヒザを立てて肩幅に開き、伸ばしたい方の脚を内側にひねります。

2

反対側の脚をヒザあたりにのせて、外側に倒していくと自然と下側のお尻が伸びていきます。

左右20秒×3セット

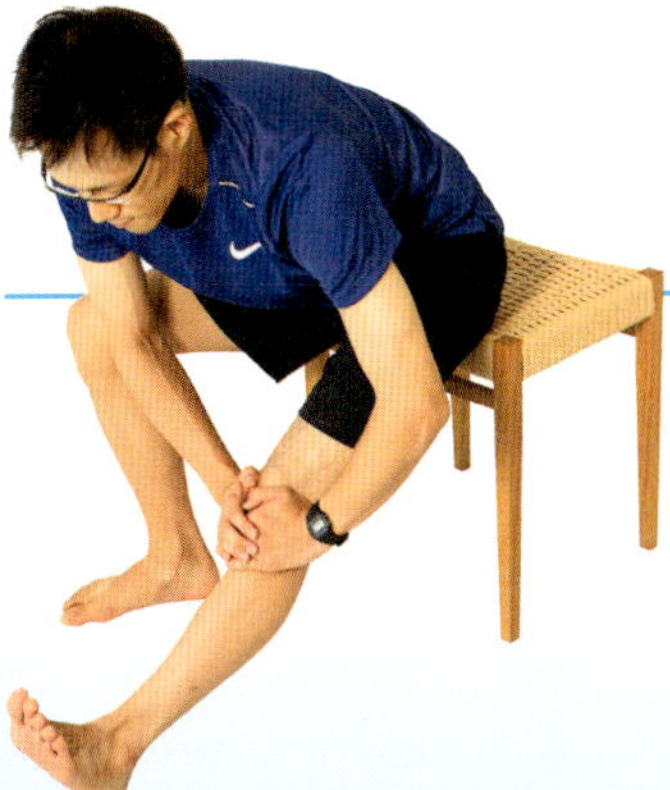

EASY

股関節まわりが硬くて伸びない人は、坐骨神経の緊張をほぐすストレッチがおすすめ。イスに座ってカカトをつけてつま先を返し、上体を丸めながらヒザを押し、モモ裏を伸ばしましょう。

かがんだ時の腰痛を解消する

姿勢が安定しない人も必見

体験者の感想

40代・男性

トイレのなかで密かに
できてよいです!

ここを伸ばす!

腰の深層にある筋肉で、腰を横に曲げる働きがあります。硬くなると痛みよりも「張っている感じ」「動かなくなる感覚」が出てきて、お尻やモモ裏の筋肉に負担をかけてしまいます。

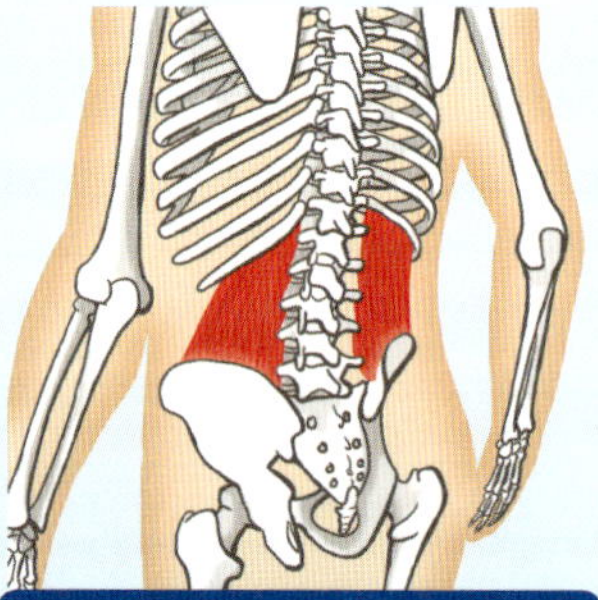

腰《よう》方《ほう》形《けい》筋《きん》

解剖学的ストレッチ解説

デスクワークでなかなか姿勢が安定しない」「腰のあたりをグッと押すとマシになるけど違和感がぬけない」という人は「腰方形筋」が固まってしまっている可能性が高いです。

骨盤から背骨につながっている身体の深層にあり、指では届きにくい筋肉。押すくらいではなかなか良くなりません。

このストレッチの良いところは深いところにある筋肉が伸ばせることなので、ここに違和感がある人はマッサージ屋さんにいくよりも自分で伸ばす方が効果的。

イスに座りながらできるので、座り仕事がメインの人はそのままデスクでどうぞ。

目立つのが恥ずかしい人はトイレなどの個室でぜひ。

POINT

床に手をつこうと頑張ると筋肉が緊張して伸びにくいです。
じわーっと気持ちいい程度に伸ばしてください。

動画でチェック

1

イスに座って肩幅×1.5倍くらいに足を開きましょう。

2

伸ばしたい方の手を首にセットし、反対の手を床につくように伸ばしていくと自然と伸びます。

左右20秒×3セット

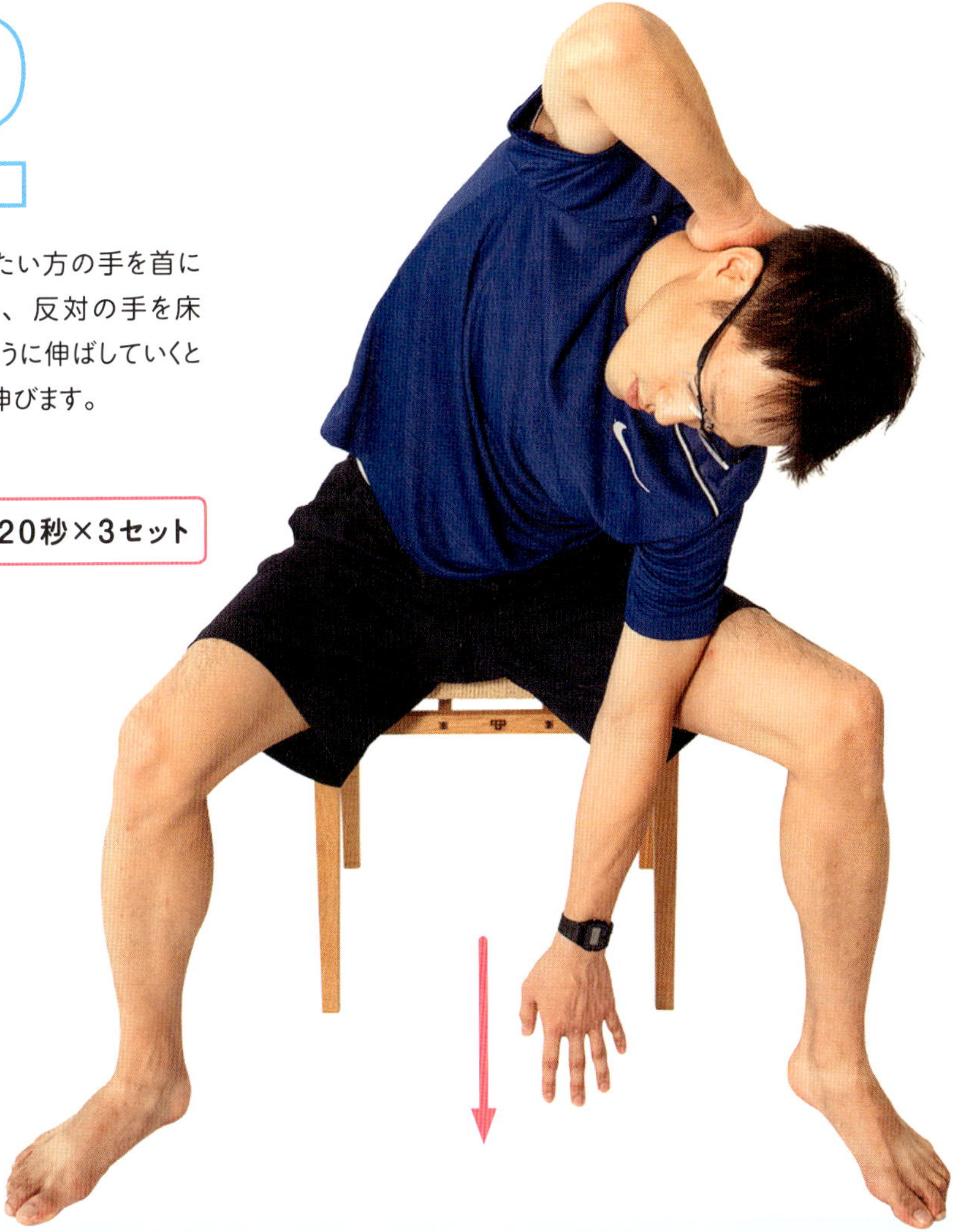

教えて なぁさん!

知っておきたい ストレッチの知識 6

ストレッチのゴールデンタイムとは

お風呂上がりと運動の後が特におすすめです。普段より血流がよくなっており、筋肉が柔らかくなっています。よく伸びるようになりますので、効果的にストレッチができますよ。

ただし、このように汗をたくさんかいた場合には水分補給をしっかり行ってからストレッチするように気をつけましょう。

逆にストレッチを避けていただきたい時間帯は、寒くて身体が冷え切っている時です。身体が冷えている時は、ガチガチに筋肉が固まっていて、思ったように伸びませんので避けることが懸命です。とにかく自分がリラックスできる時にゆるく続けるようにしてみてくださいね。

身体が温まっている時に
リラックスして行いましょう!

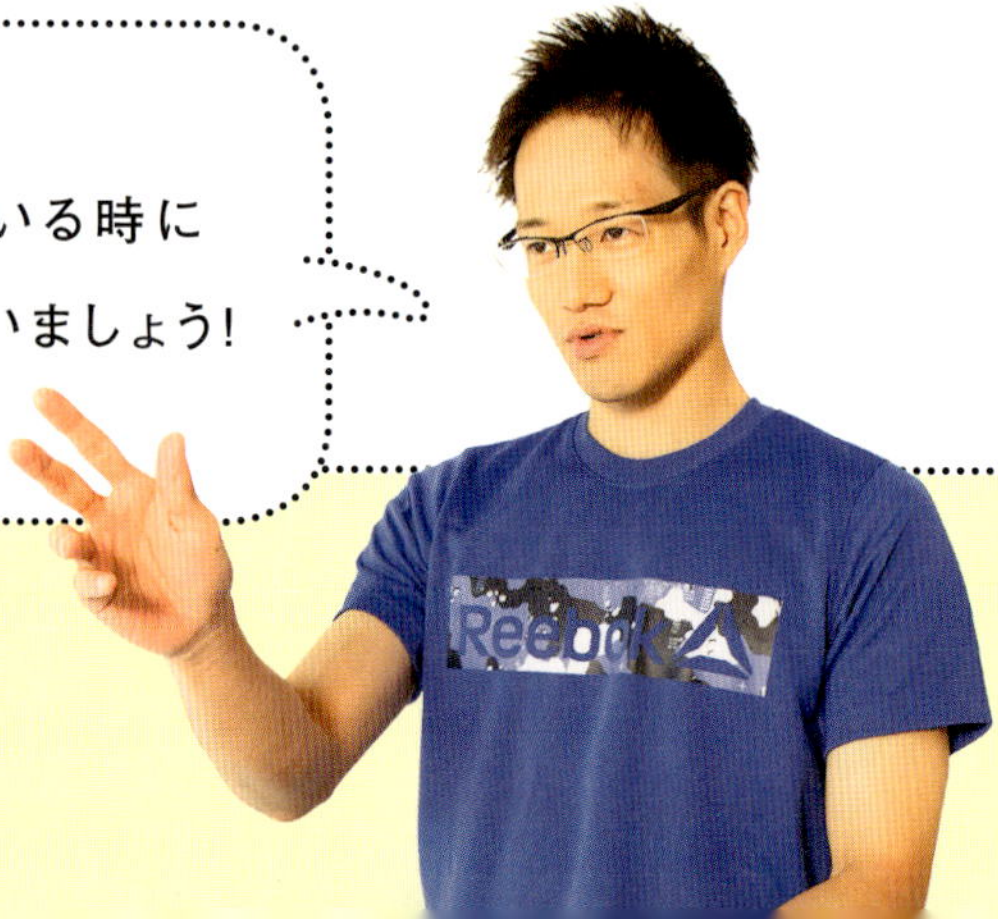

顔まわりのお悩みをスッキリ解消

◯小顔になる
◯目の疲れを解消する
◯頭痛を解消する
◯顎関節症を改善する
◯呼吸を深くする

小顔になる

エラが気になる人は特に必見

体験者の感想

30代・女性

**やり終わった後、
フェイスラインが整いました!**

ここを伸ばす!

ご飯を食べる時の噛む働きや、おしゃべりする時に口を動かしてくれる筋肉。グッと力を入れて食いしばると頬にコブができる部分です。

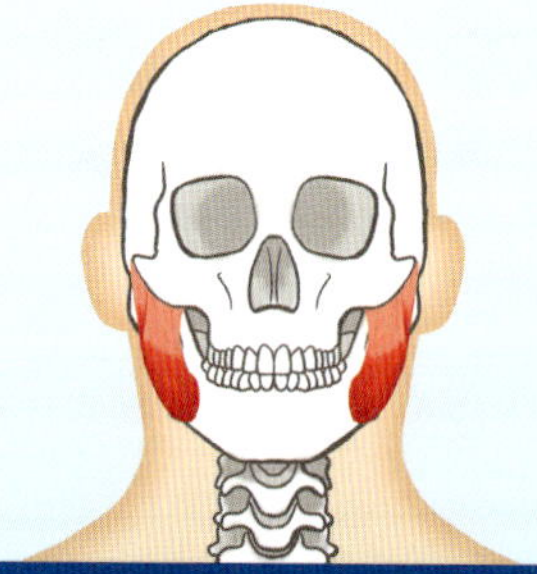

咬筋《こうきん》

解剖学的ストレッチ解説

エラが張って少し顔が大きくみえる人は、もしかしたら「咬筋」が硬くなっていることが原因かもしれませんよ。

この筋肉は別名「咀嚼筋《そしゃくきん》」。食べ物を噛む時に役に立ってくれているところです。

普段、ほとんどケアしていないのではないでしょうか?

しかし、ここは口まわりの表層にある筋肉なので、凝るとフェイスラインに大きく影響を与えてしまうところなんですね。

他の筋肉なら筋肉が緊張して凝って不調が起こるんですが、この筋肉は厚みが出てエラの部分が張ってきます。完全に小顔にするには他にもいろいろな部分のストレッチが必要ですが、エラの張りが気になる人は特に小まめにケアすることをおすすめします。

POINT

左右で感じ方が違う人は、
より痛い方に時間をかけるようにしてください。

動画でチェック

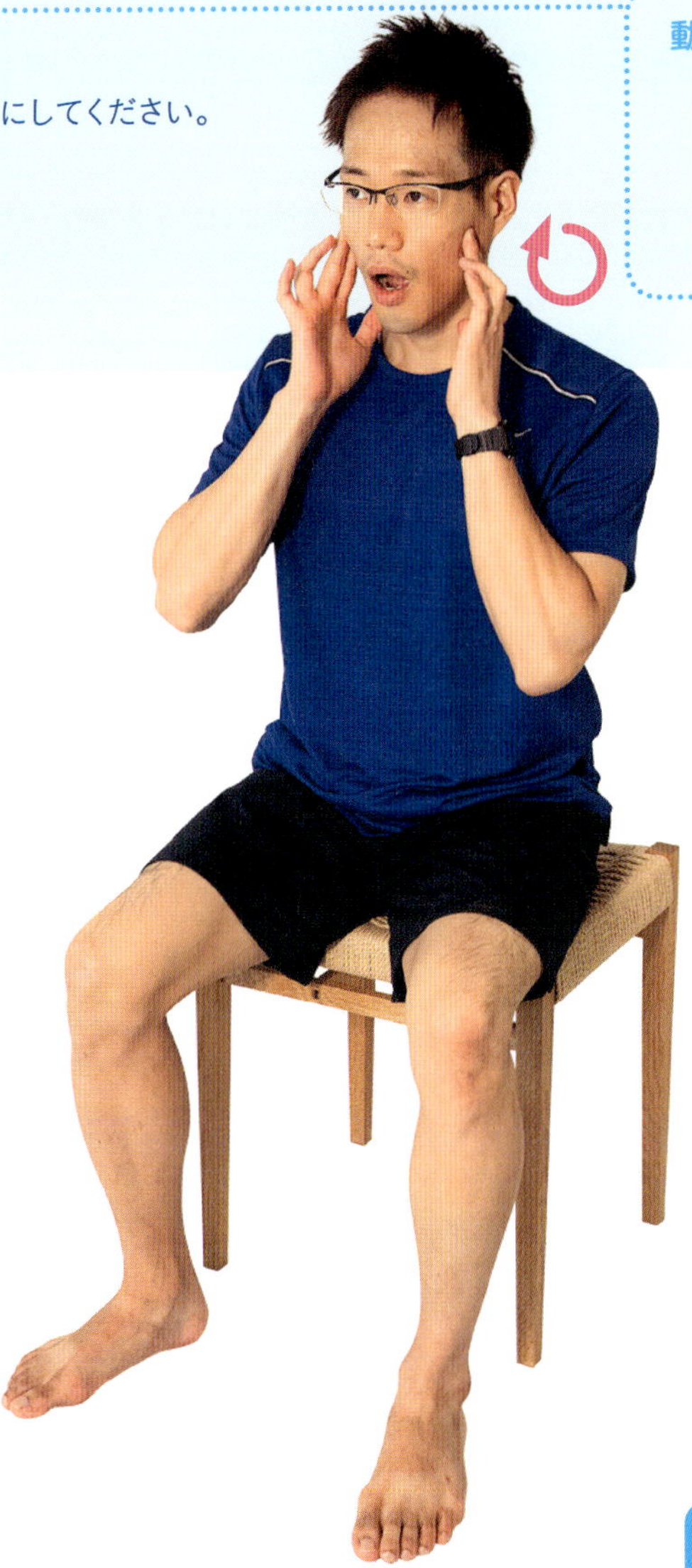

1

「あ」の口にして咬筋を
指で押さえましょう。

2

口は開けたまま、小さな
円を描きながら、少しず
つ押し込んでいきましょう。

20秒×3セット

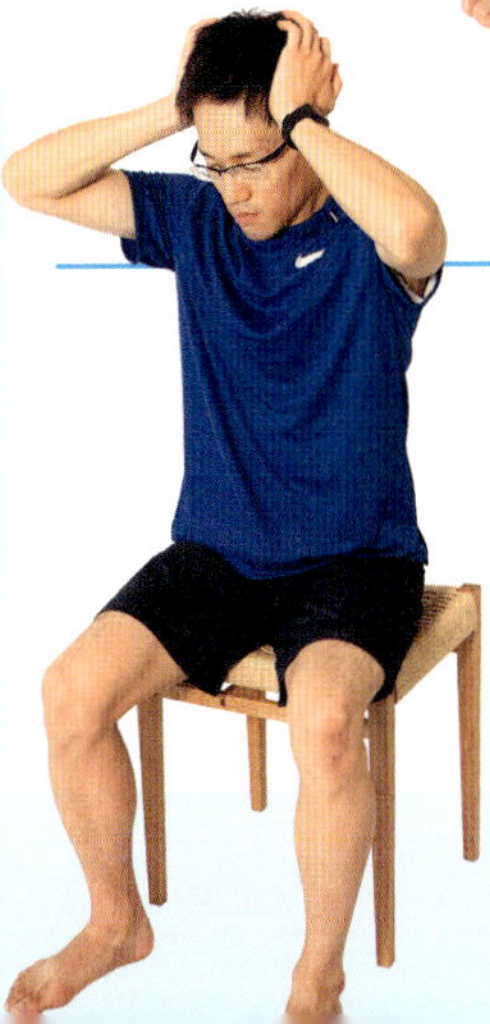

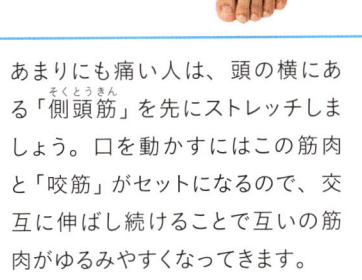

EASY

あまりにも痛い人は、頭の横にある「側頭筋《そくとうきん》」を先にストレッチしましょう。口を動かすにはこの筋肉と「咬筋」がセットになるので、交互に伸ばし続けることで互いの筋肉がゆるみやすくなってきます。

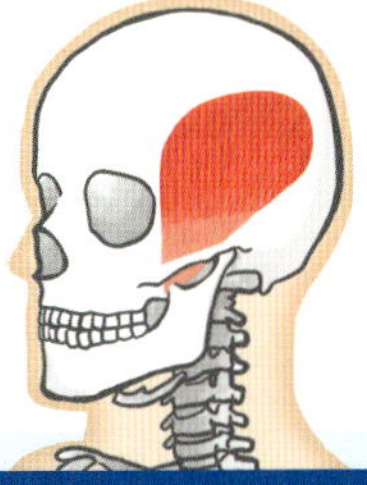

側《そく》頭《とう》筋《きん》

目の疲れを解消する

シンプルな動作で簡単に疲労解消

体験者の感想

30代・男性

疲れ目に効果絶大!!

ここを伸ばす!

まぶたの開け閉めが主な役割で、涙を出す時のポンプ役にもなっている筋肉。ここが弱くなると目が小さく見えたりクマができたりするので、老けて見える原因にもなります。

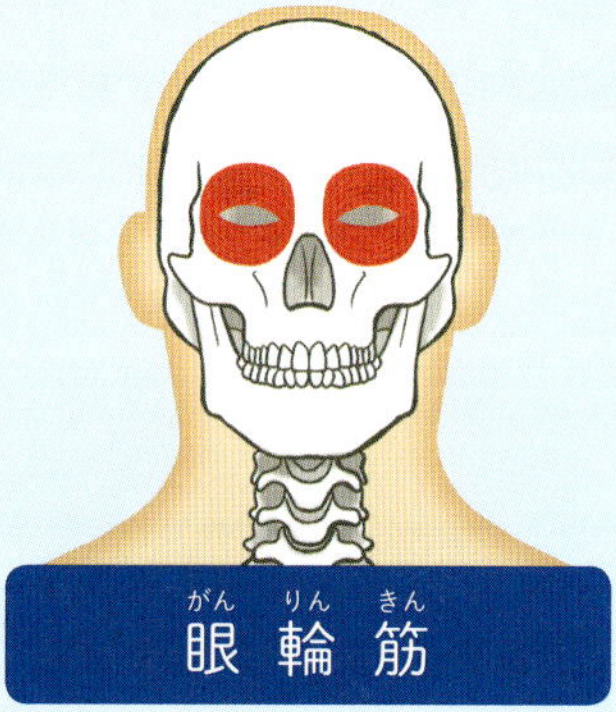

解剖学的ストレッチ解説

パソコンやスマホの作業を続けていると目が疲れますよね。眼精疲労には2種類あって、原因は主に「眼球のトラブル」か「目のまわりの筋肉が疲れている」かのどちらかで、後者の場合であればストレッチで対応ができます。

目のまわりが硬くなっていると自覚する人は少ないと思いますが、この小さい筋肉も他の大きな筋肉と同じように放っておくと凝り固まってしまいます。特に筋膜という筋肉の表層にある膜もあまり動かしていないと硬くなって、筋肉を動きにくくしてしまいます。

また、この筋肉はまぶたを閉じる働きをしていますが、放っておくとクマができてしまう原因にもなるので、疲労感を周囲に出さないためにもやっておいた方がいいですね。

POINT

爪を目に入れないように気をつけてください。
あくまで、ストレッチするのは目のまわりの筋肉です。

動画でチェック

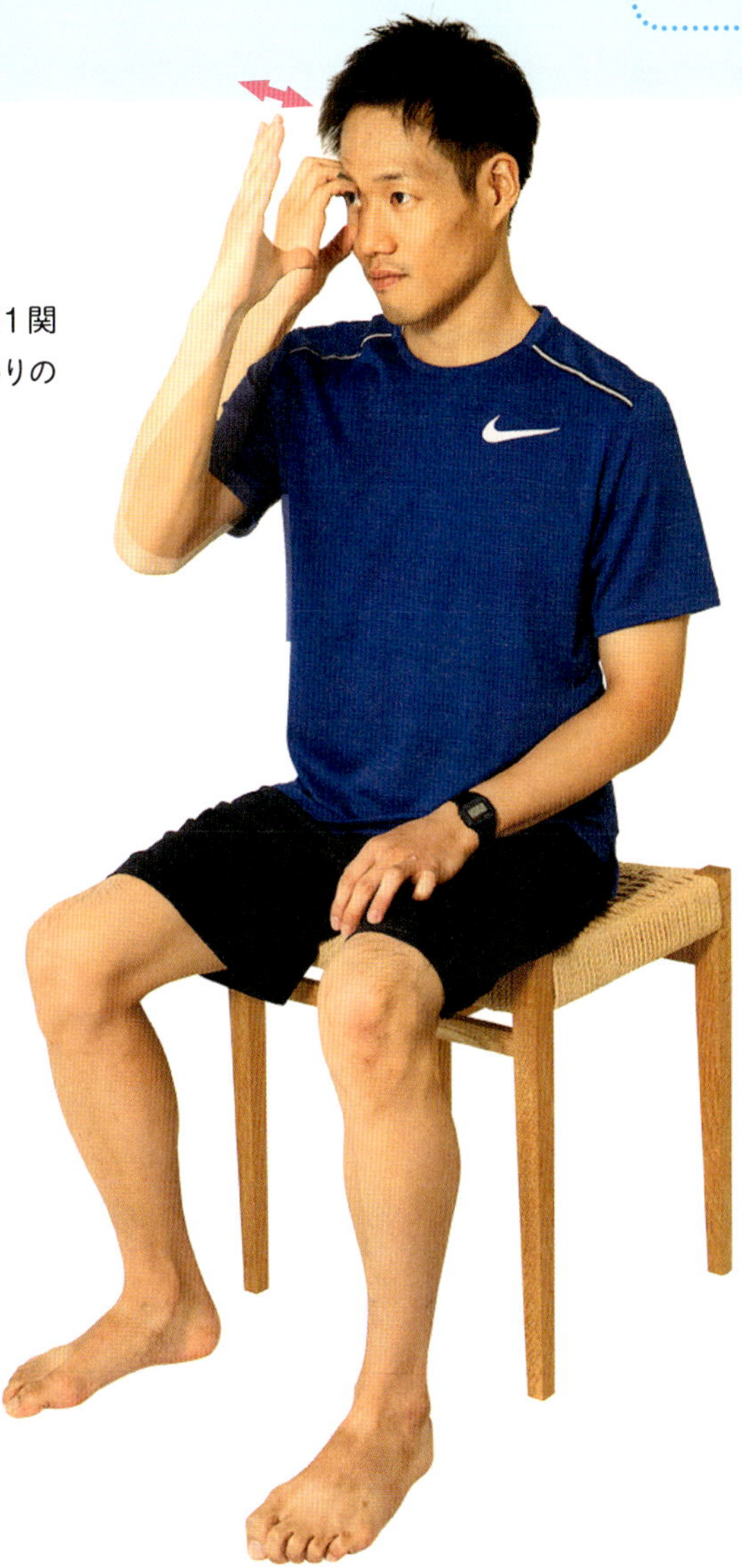

1

中指・人差し指・親指の第1関節と指先の間を目のまわりの骨のでっぱりに付けます。

2

指をはじく↔付けるをすばやく繰り返しましょう。片方30秒ずつくらい行いましょう。

左右30秒

頭痛を解消する

2つのストレッチで頭痛解消

体験者の感想

30代・女性

頭がスッキリしました!

ここを伸ばす!

肩甲骨の背骨の間にある「菱形筋」と首のいちばん太い筋肉「胸鎖乳突筋」のストレッチです。背中をゆるめることで血液と一緒に酸素を頭に送り、首の緊張をとることで頭痛の改善を促します。

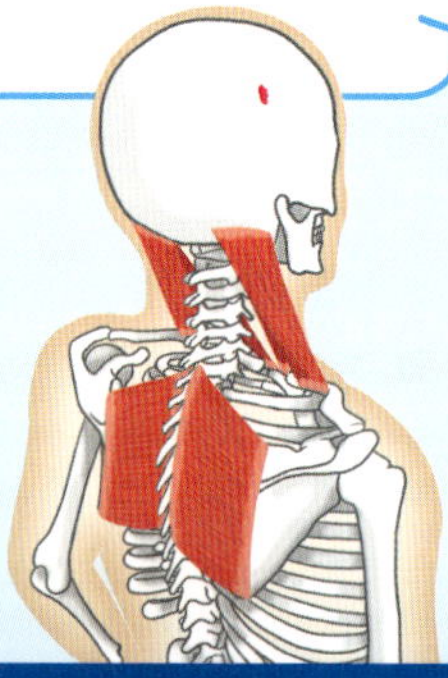

菱《りょう》形《けい》筋《きん》&
胸《きょう》鎖《さ》乳《にゅう》突《とつ》筋《きん》

解剖学的ストレッチ解説

デスクワーク中の頭痛がなかなかよくならない人は、頭にあまり酸素が巡っていないことや、首の筋肉が緊張状態であることが原因かもしれません。

頭痛にはいろんな原因がありますが、ストレッチで改善していく人もお客様には多いんですね。特に効果を感じるのは肩甲骨と背骨の間にある「菱形筋」のストレッチで、これはいわゆるセルフの肩甲骨はがしのことです。

この筋肉をゆるめることで頭に血が巡り、一緒に酸素も送られることで頭痛が緩和していきます。

もうひとつは首の「胸鎖乳突筋」を直接ストレッチするやり方で、硬くなりすぎている人はここを伸ばすことで首から頭にかけての緊張状態が抜けて血流を促します。

POINT

菱形筋ストレッチでは、腕をねじり“ながら”前に突き出すようにしてください。

動画でチェック

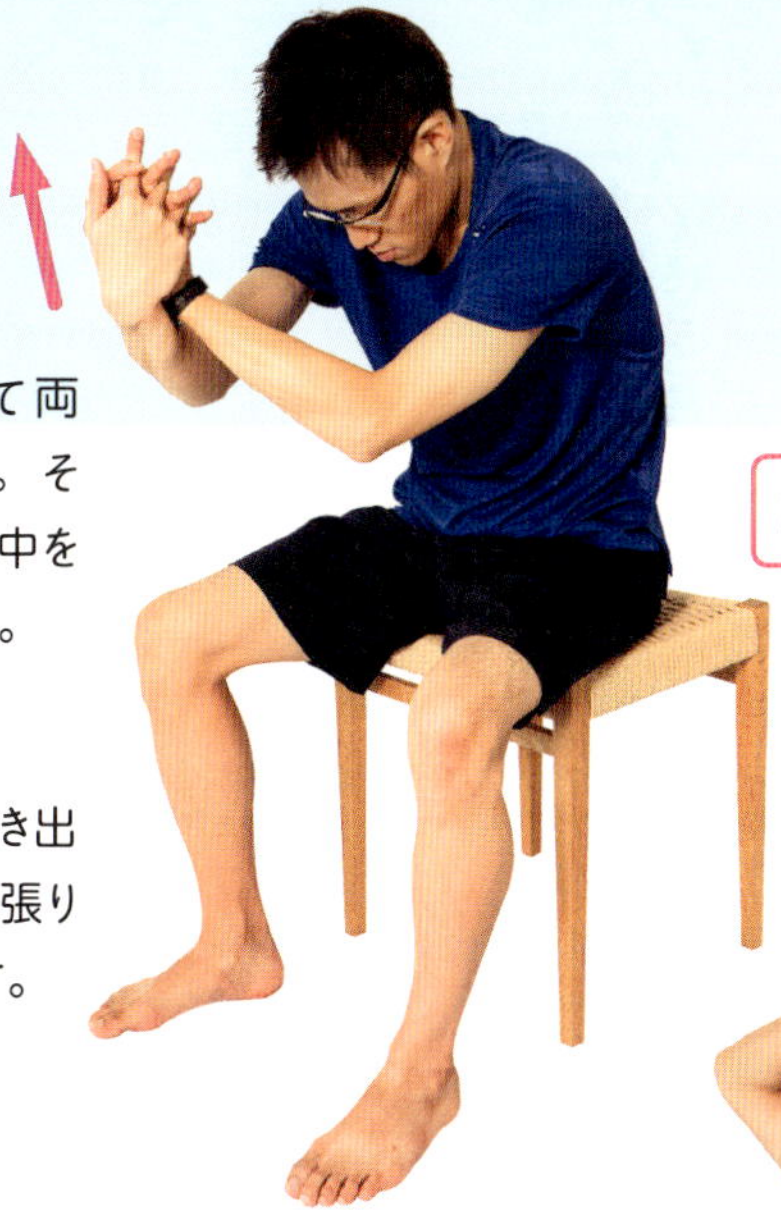

1 腕を前で交差して両手をからませます。そのままの状態で背中をぐーっと丸めましょう。

2 指先を斜め上に突き出して、背中に突っ張りを感じればOKです。

20秒×3セット

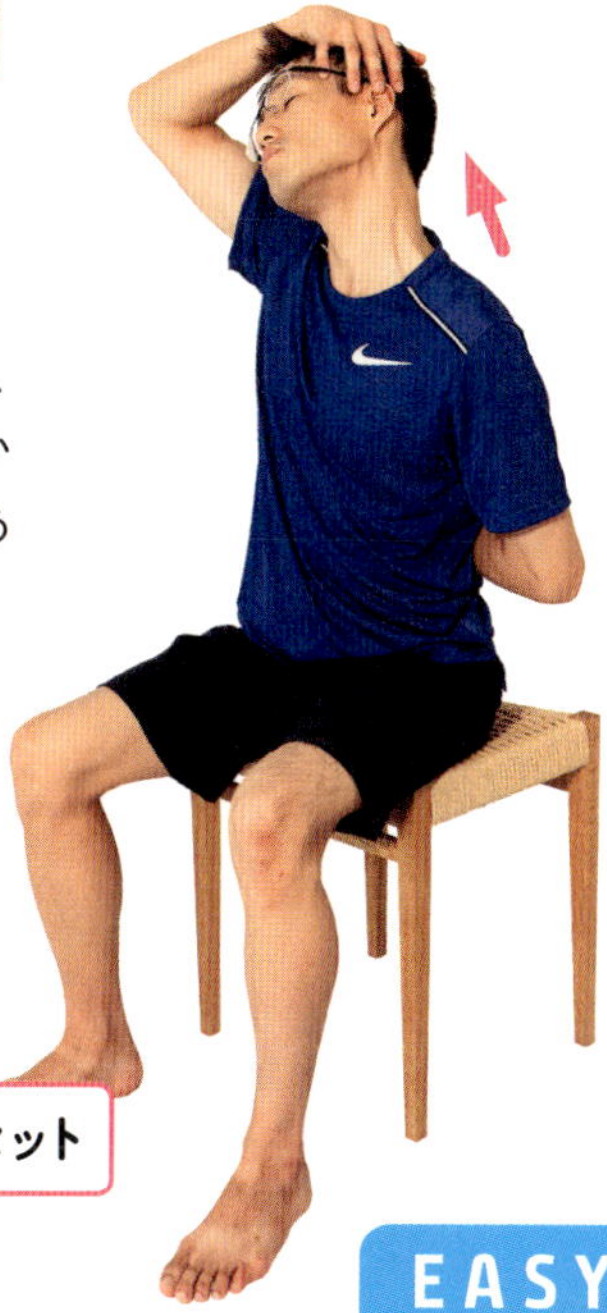

1 首を横（50度ほど）に傾けて、伸ばす側と反対の手で頭をつかみます。もう一方の手は腰にあてましょう。

2 手のひらで頭をゆっくり下に押し込むイメージで伸ばしましょう。

左右20秒×3セット

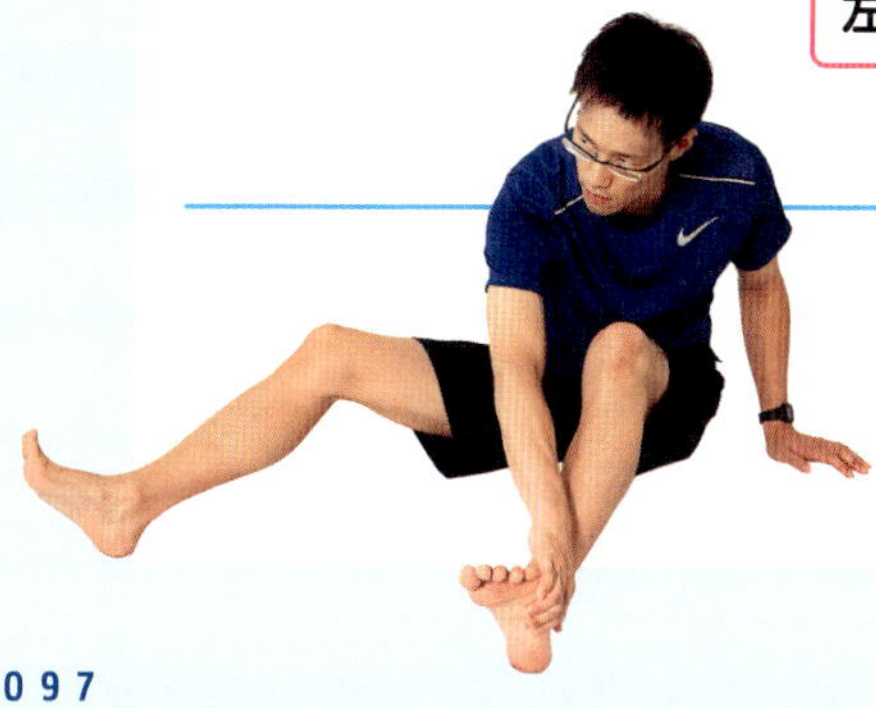

EASY

菱形筋ストレッチがやりにくい場合は、肩幅に足を開いて、引っ掛けた指先を足で斜め前に押し出すようにしてください。できるだけ、上半身はリラックスして行いましょう。

第4位

顎関節症を改善する

ご飯が食べにくいという症状などにも

体験者の感想

40代・女性

よく噛んで
食べられるようになった!

ここを伸ばす!

アゴとのど仏の間の凹みにある舌骨を支えている筋肉で、「舌骨上筋群」といいます。4つの筋肉の総称で口を開く働きをしています。

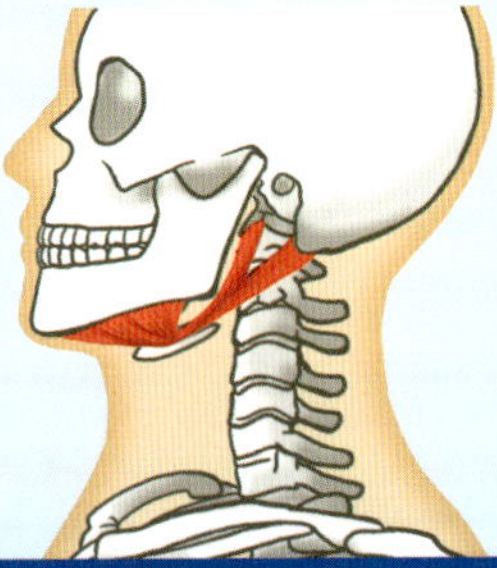

舌《ぜっ》骨《こつ》上《じょう》筋《きん》群《ぐん》

解剖学的ストレッチ解説

口を開いた時にアゴが痛む人は「舌骨上筋群」という筋肉が硬くなっている可能性が高いですよ。

口を開く働きをしてくれる筋肉ですが、スマホやパソコン作業で下を向く時間が長いと硬くなってきて、口を開く運動がしにくくなってきます。

ひどくなってくると舌の下側の筋肉がつったり、口を開くたびに音がなったりしてきて、ご飯を食べること自体が痛くなってきます。

「すでに口を開けること自体できない」といったレベルであれば病院に行くことをおすすめしますが、違和感があったり軽い痛み程度でしたら、まずストレッチしても改善の余地ありです。

POINT

絶対やってはいけないことは「アゴに指を引っかけて外側に引っ張る」動きです。怪我する危険性があります。

動画でチェック

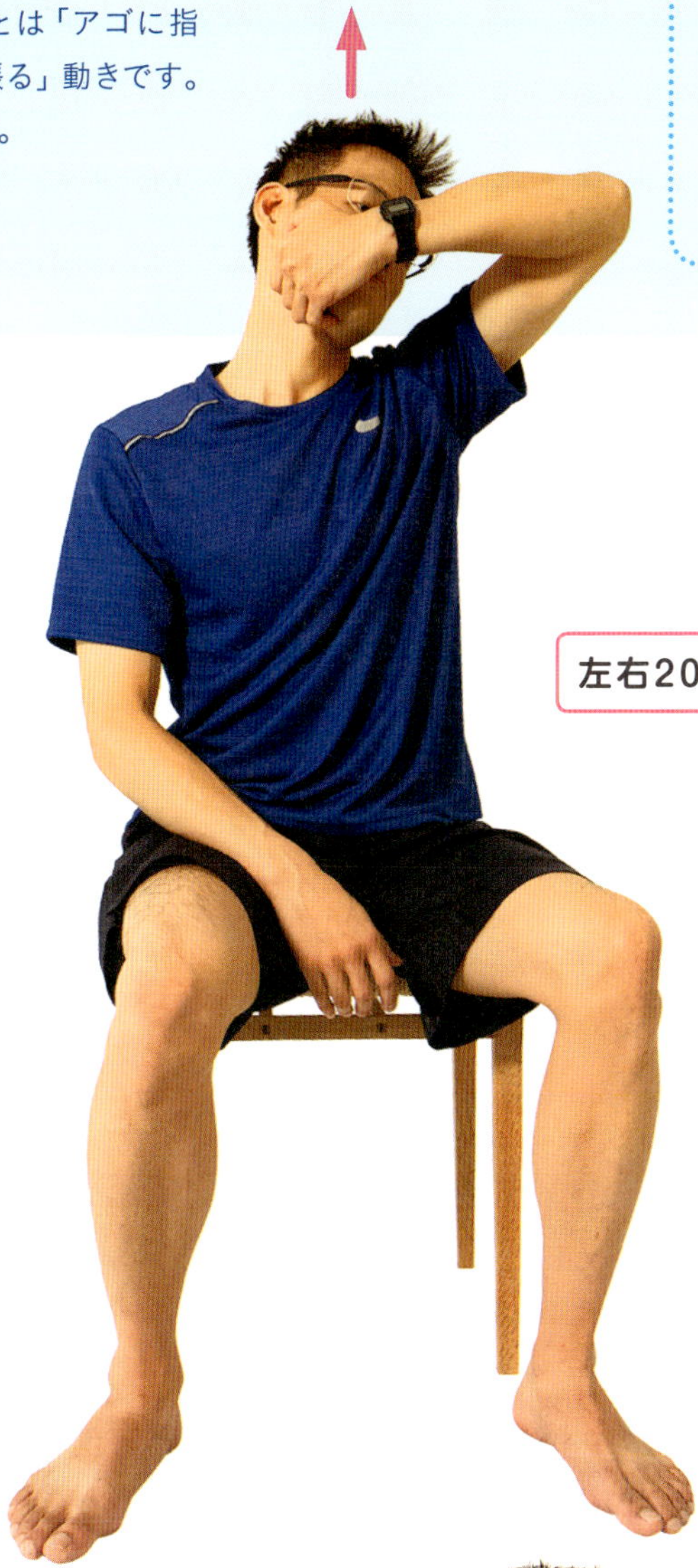

1

逆手でつかむように親指以外をアゴの下に引くっかけます。

左右20秒×3セット

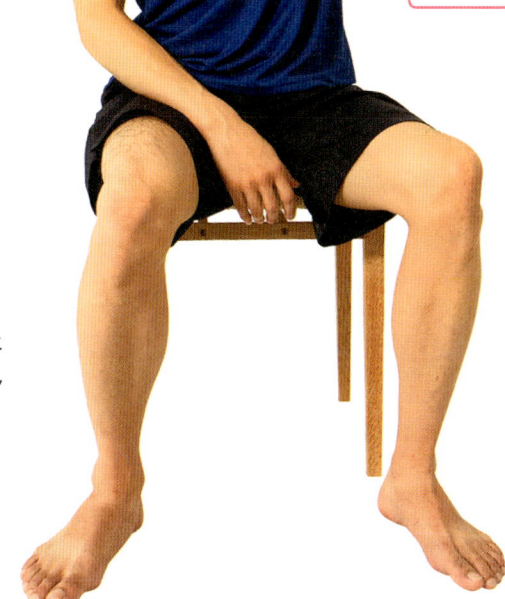

2

そのまま指をじわーっと頭の方に向かって押し込みます。

EASY

親指を使ってアゴの下側から頭に向かって押し込みましょう。グッと押すと痛くなるのでゆっくりじわーっと押し込んでください。

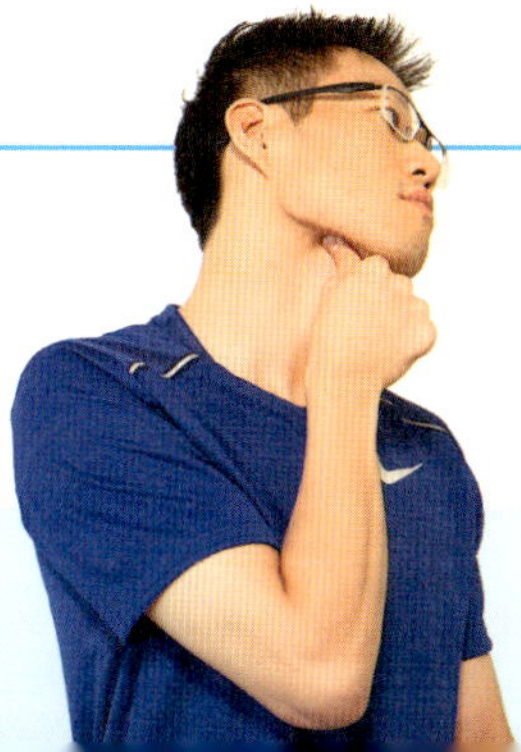

呼吸を深くする

筋肉を伸ばして呼吸をしやすく！

体験者の感想

20代・女性

普段より深く
呼吸できるようになった！

ここを伸ばす！

息を吸う時に肺に空気が入ると同時に背骨と肋骨、胸骨、肋間筋が働きます。骨はストレッチしようがないですが、肋間筋を伸ばして動きやすくすれば、浅い呼吸を深くできます。

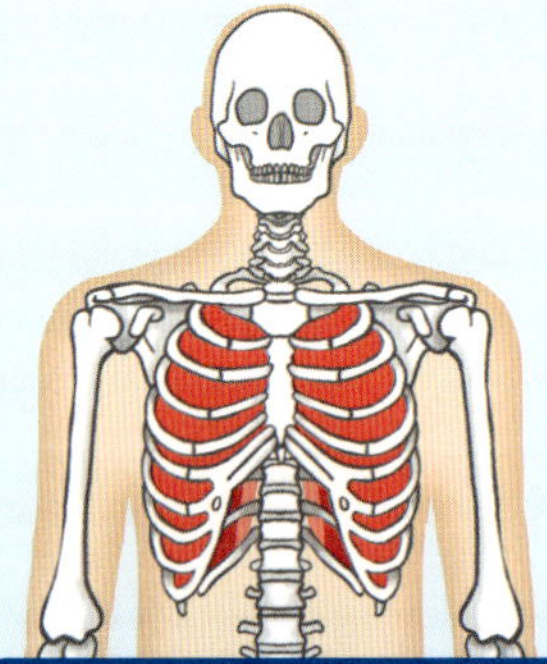

肋《ろっ》間《かん》筋《きん》

解剖学的ストレッチ解説

息苦しいと自覚する人はなかなかお客さんで見ませんが、いざ伸ばしてみると「呼吸しやすくなった！」と驚かれるのがこの「肋間筋」ストレッチ。

肋骨の内側にあるので直接触ることはできませんが、伸ばすことはできる筋肉で、ストレッチするときれいな姿勢を保ちやすくなるので、気持ちいいだけでなく肩こりの予防にもつながります。

自律神経を整えるために腹式呼吸が大事だという話もよくでますが、そもそも肋間筋が硬い状態だと深い呼吸がしにくいので非効率。

呼吸が深いとリラックスしながら集中することにもつながるので、仕事で集中力がなくなってきたら休憩がてらストレッチしてみてください。

POINT

呼吸を意識しながらやる必要はないですが、
息は止めずにストレッチしてください。

動画でチェック

20秒×3セット

1

手を肋骨（胸の下）に当ててキープしてください。

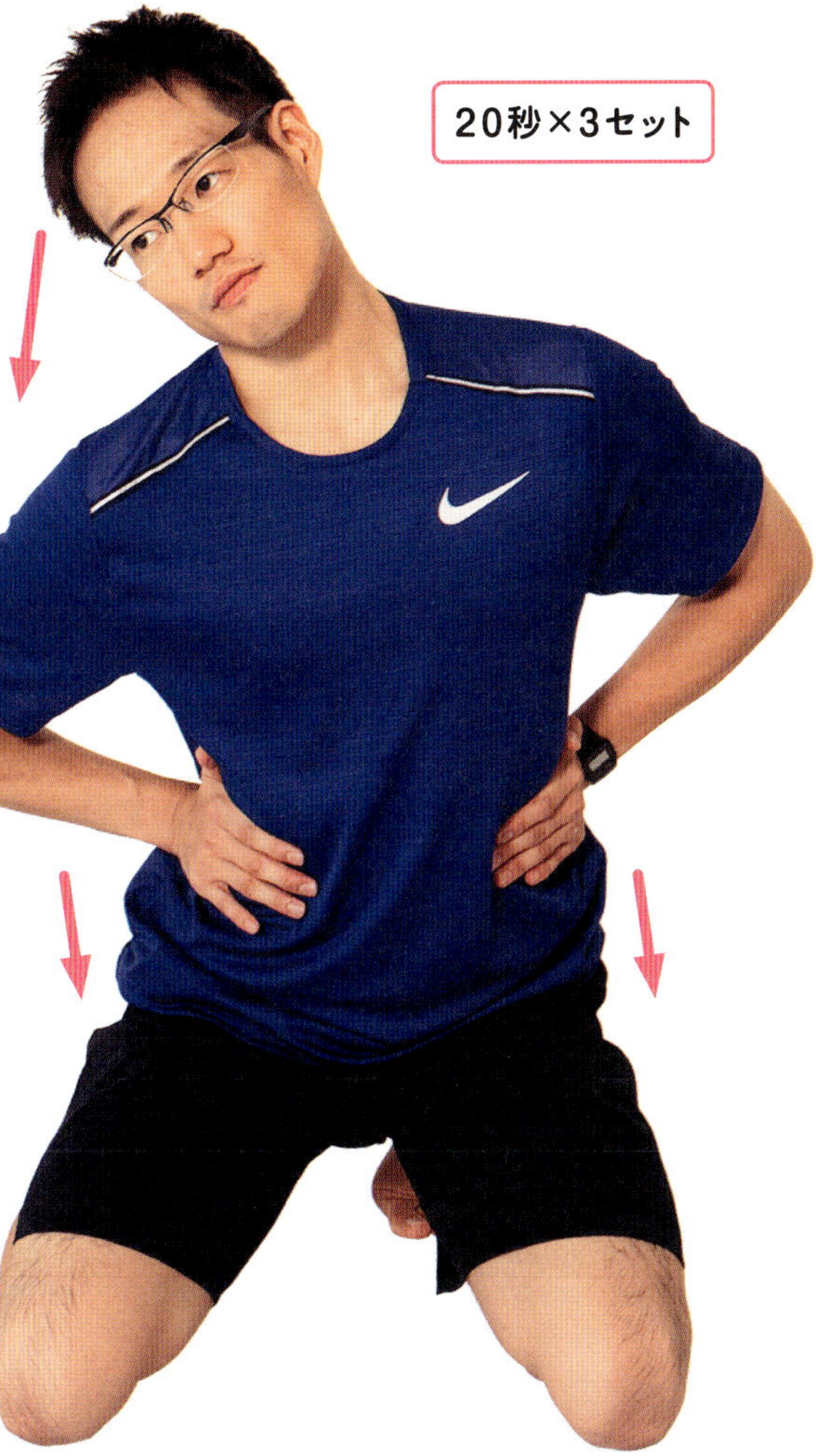

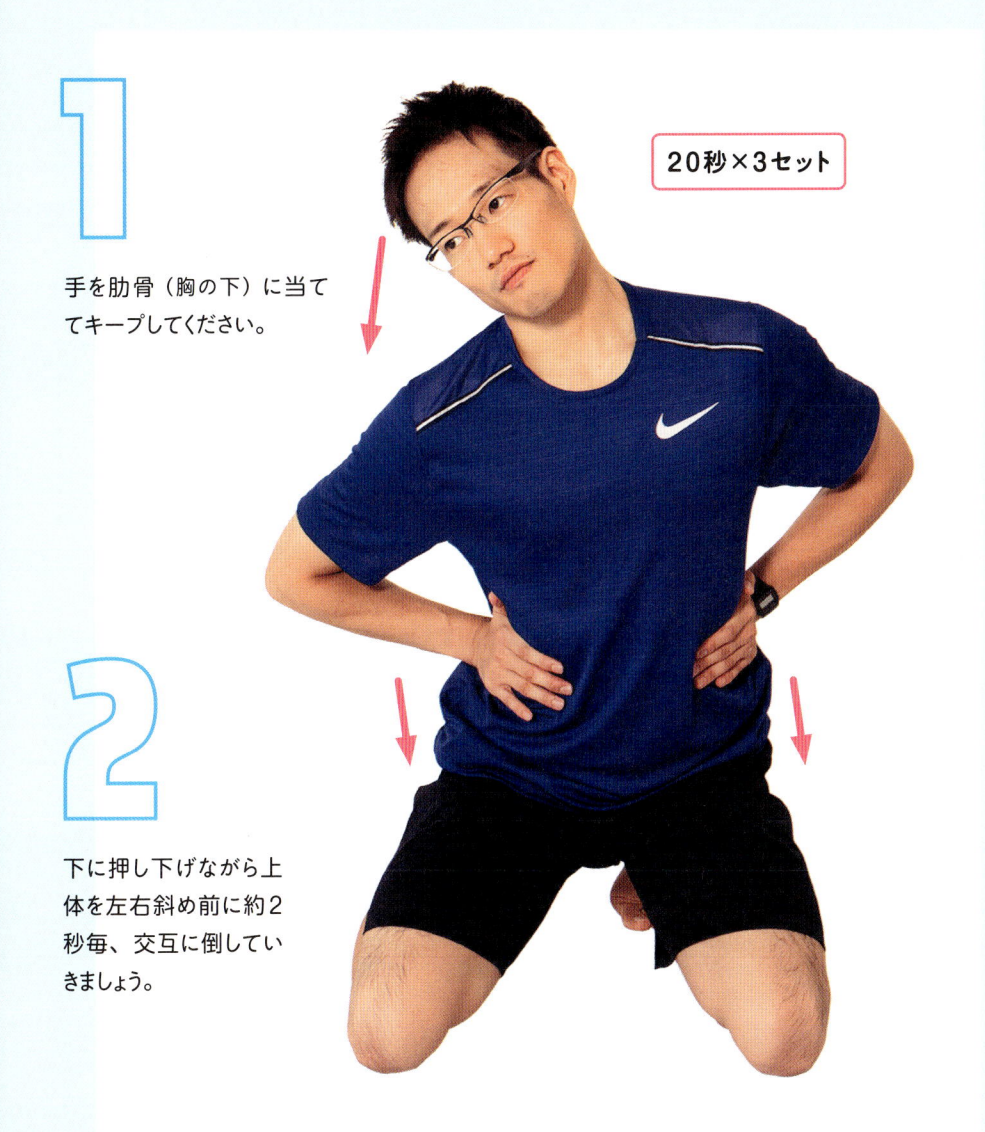

2

下に押し下げながら上体を左右斜め前に約2秒毎、交互に倒していきましょう。

教えて なぁさん!

知っておきたい ストレッチの知識 7

トレーナーはお客様のここを見る

店でお客様にストレッチする時に、意識するのは2点。それは「姿勢」と「可動域」です。まず、姿勢の良し悪しをみます。姿勢が悪いということは、筋肉の柔軟性のバランスが悪いからです。ですから硬いところを柔らかくして、姿勢を改善させます。

可動域は、運動している人していない人でそれぞれ基準がありますが、その基準に達しているか見ています。運動している人には、そのスポーツに必要な柔軟性を出してあげるようにしています。日常生活に支障が出る場合は可動域を広げてあげます。姿勢はいいのに首が痛い人は、普段からの運動量が少なすぎたり、長時間のデスクワークなどで血の巡りを悪くしていることが原因ということが多いです。

ポイントは
「姿勢」と
「可動域」です!

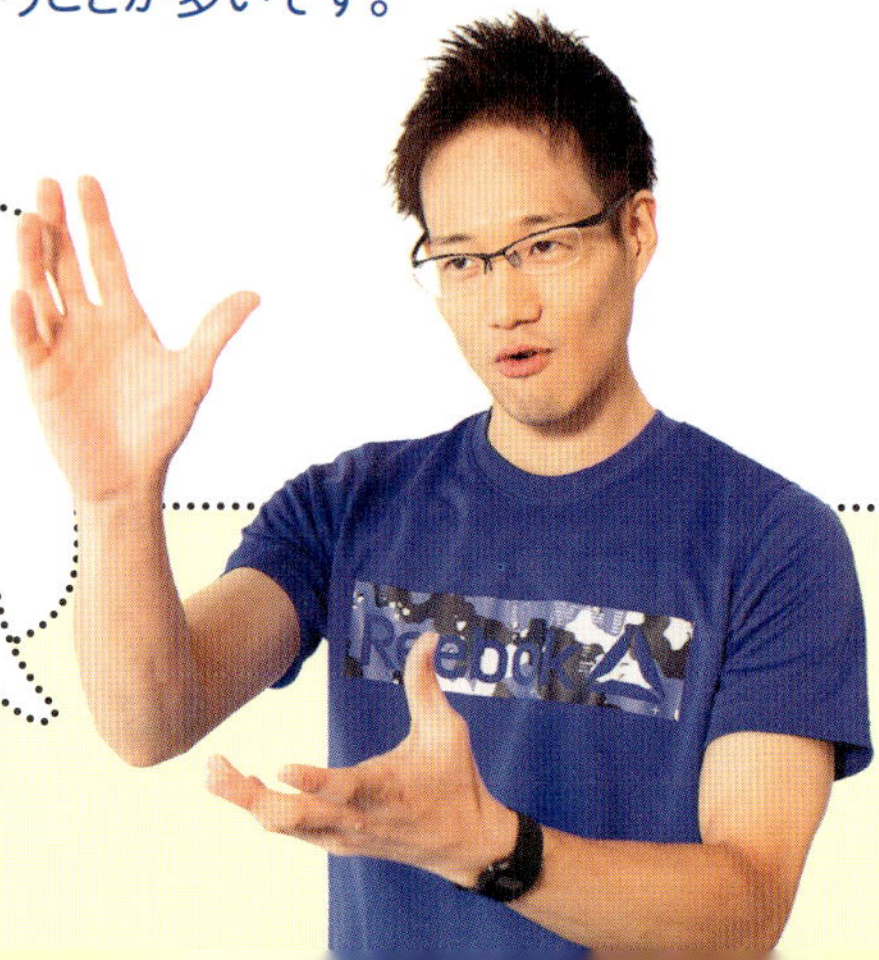

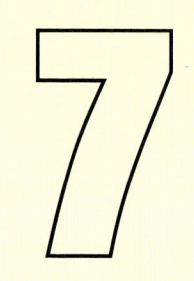

習慣にして身体を常に快適にする！超ルーティーンメニュー

Part 3

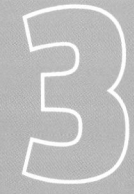

- ○仕事の空き時間にできる姿勢改善ルーティーン
- ○朝起きてすぐできる身体快適ルーティーン
- ○夜寝る前に1日の疲れをとるルーティーン

仕事の空き時間にできる

姿勢改善ルーティーン

職場でカンタンにできる「姿勢が悪くなってきた時にやってほしいストレッチ」4つをまとめました。放置しておくとコリの原因になるので、「固まってきたかも」とおもったら伸ばすようにしてください。

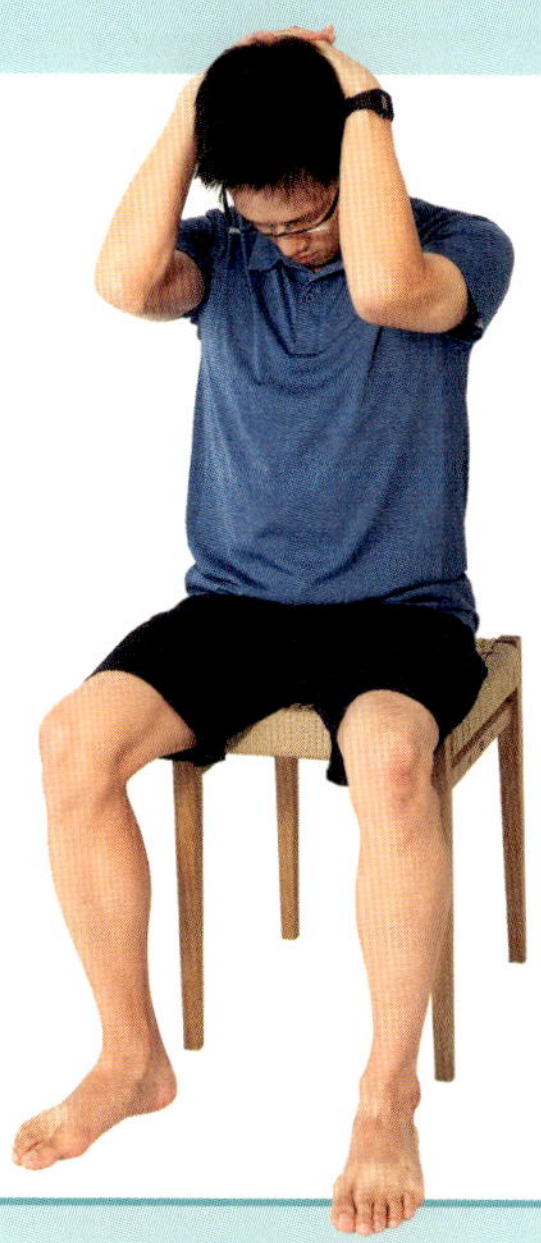

1

10秒〜20秒

僧帽筋ストレッチ

両指を交差させて、頭の後ろ（おでこの高さ）にセットしましょう。ヒジを絞り込みながら、頭を真下に落としていくと自然と首の後ろ〜背中にかけて伸びていきます。

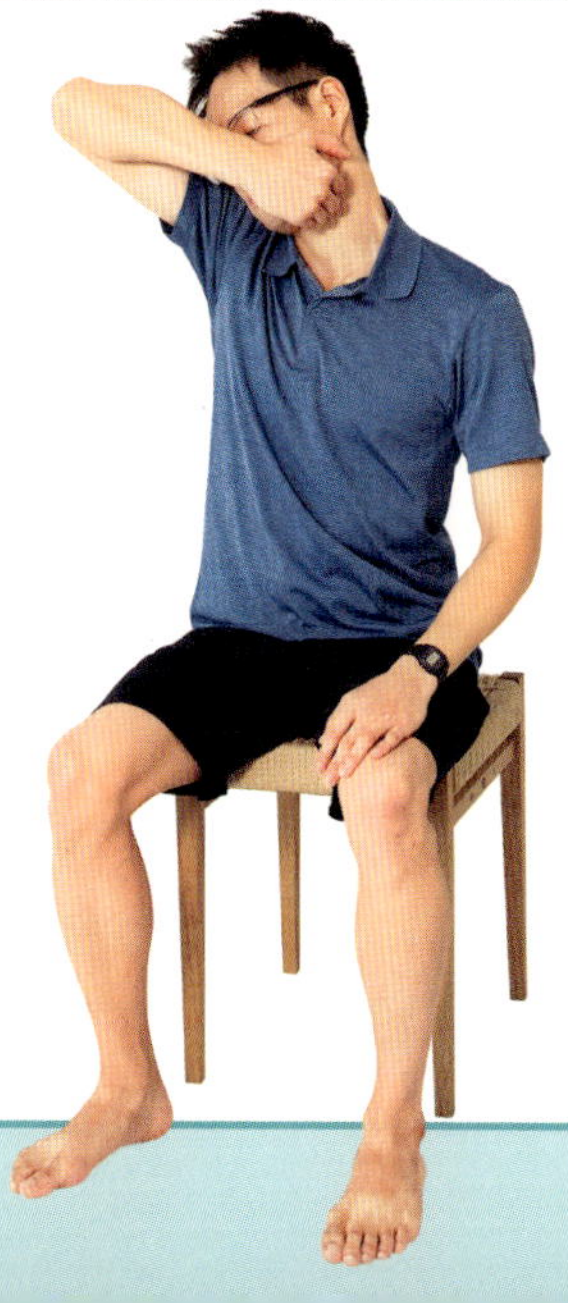

2

10秒〜20秒

舌骨筋ストレッチ

人差し指から小指の４本をアゴの内側に押し込んでください。
そのまま頭に向かって上にゆっくり押し上げていきましょう。

動画でチェック

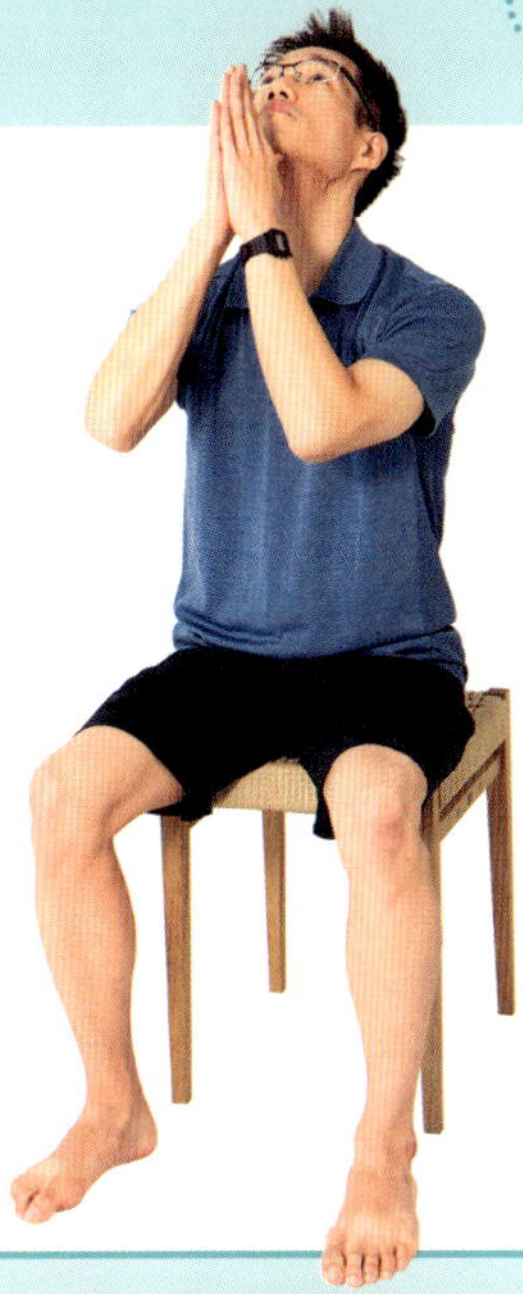

3

10秒～20秒

広頚筋ストレッチ

姿勢をまっすぐにして、手のひらを合わせ、親指をアゴの下の凹みにそえてください。首の後ろ側を意識しながら、中指を天井に向かって突き上げて伸ばしましょう。

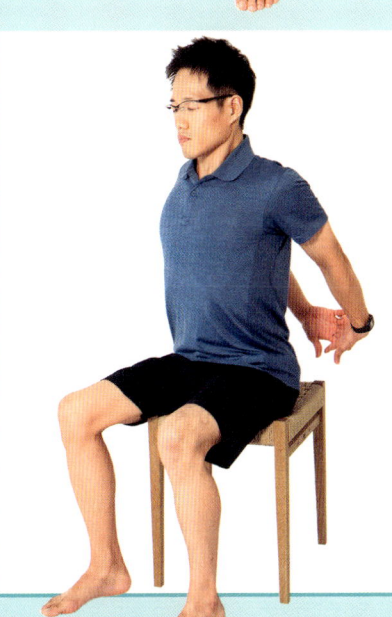

4

10秒～20秒

大胸筋ストレッチ

手のひらが内側にくるようにして、両手を身体の後ろに組みます。ピンと張って胸を突き出してください。

朝起きてすぐできる

朝におすすめのストレッチです。布団でできるラジオ体操のようなもので、関節の動きを良くしてカラダに血が巡り、朝から動きやすくなります。

※朝は身体が動きづらいので「静的ストレッチ」ではなく以下のような「動的ストレッチ」がおすすめです。

1 ヒザを抱えて足首を左右に回す

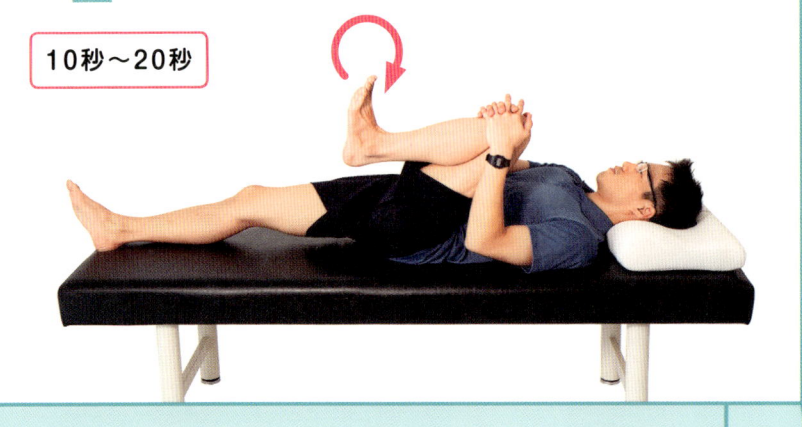

10秒～20秒

2 ヒザの曲げ伸ばしをする

10秒～20秒

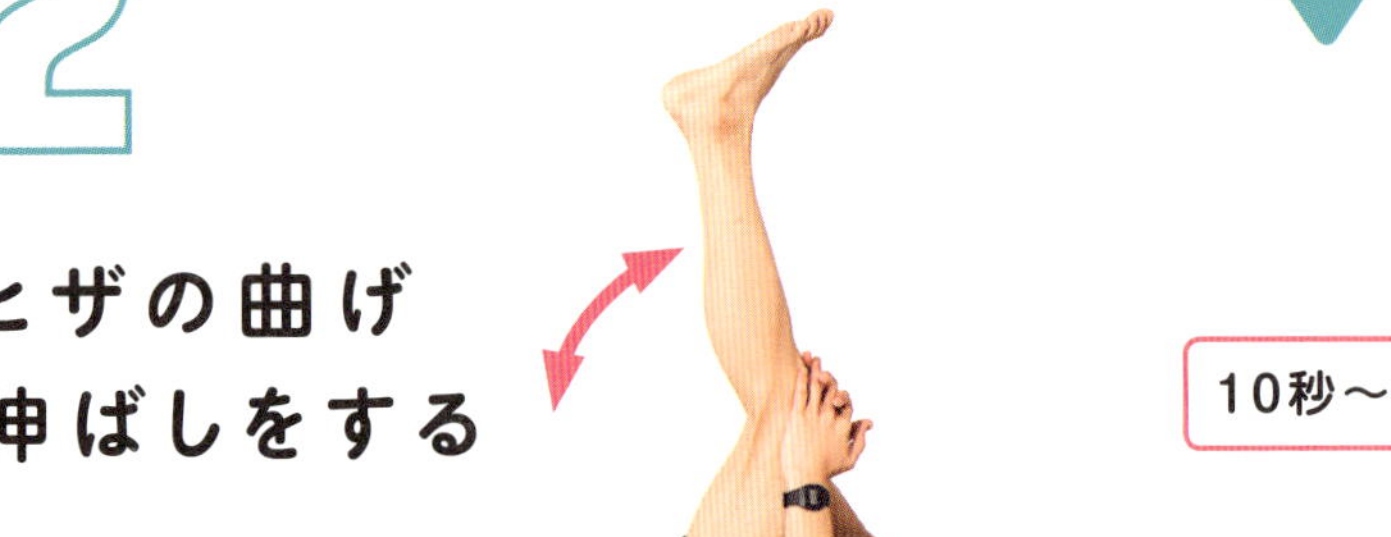

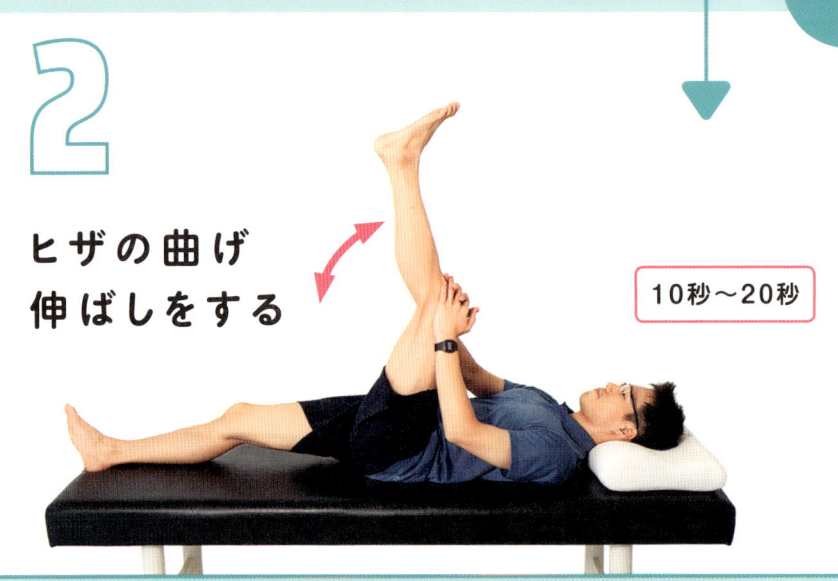

動画でチェック

3 身体をひねり、反対側へ腕を広げる

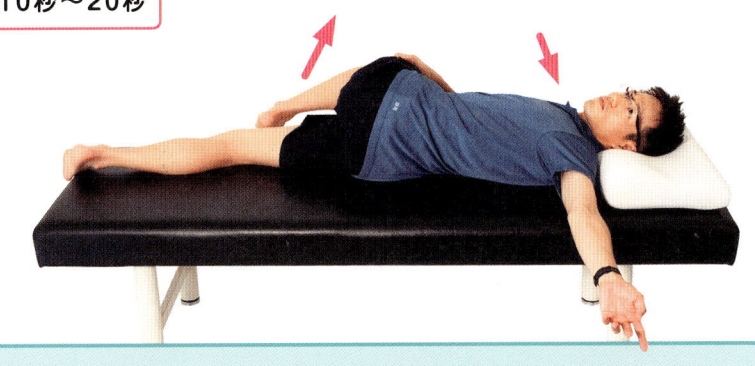

10秒〜20秒

4 起き上がって背筋を伸ばし後ろに手をついて首を反らせる

10秒〜20秒

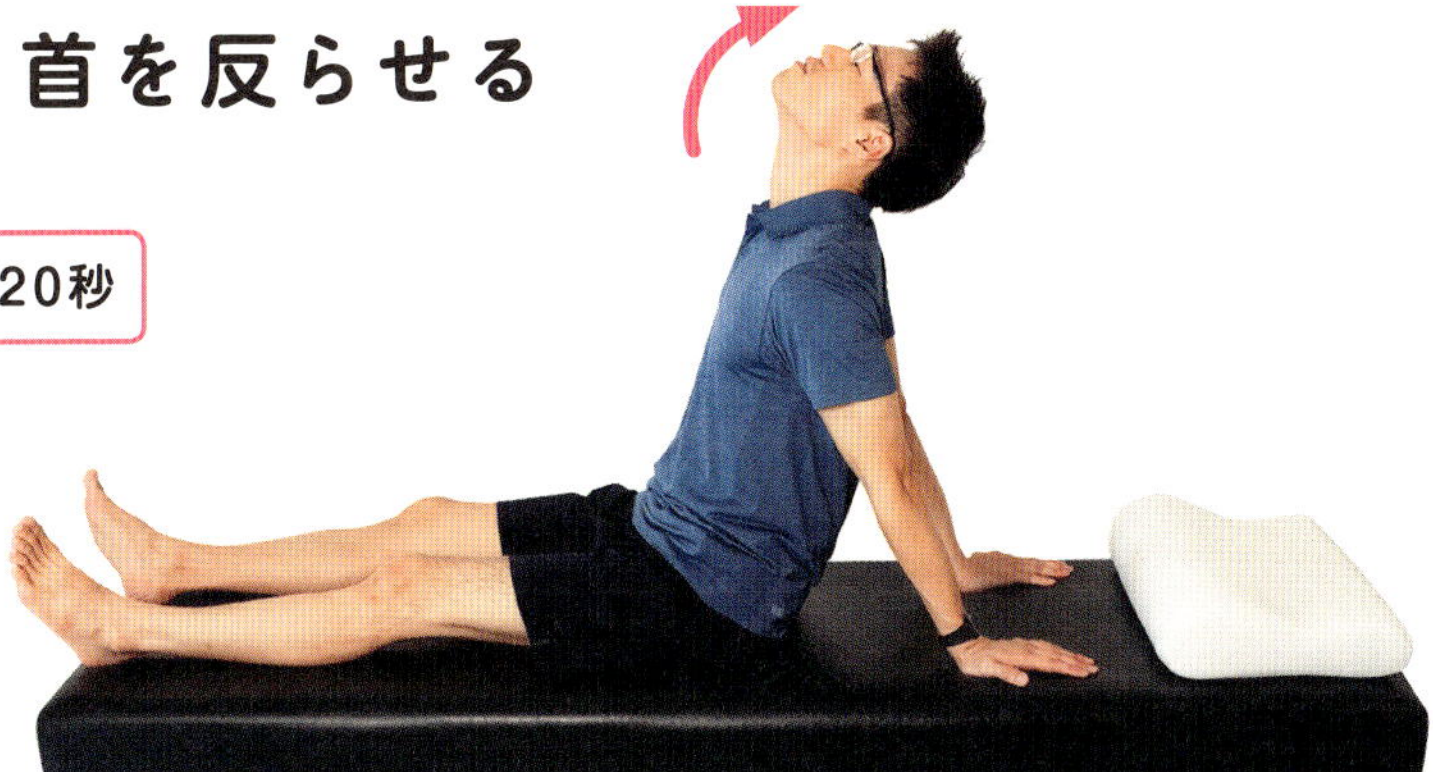

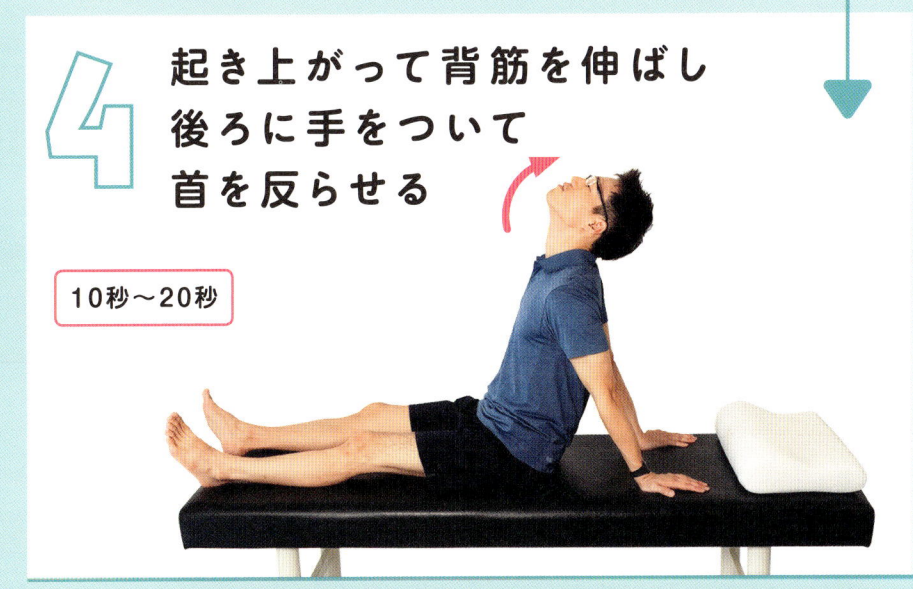

夜寝る前に

姿勢を維持するのに大切な「抗重力筋」を伸ばして1日の疲れをとりましょう。抗重力筋はモモ前、背中、お尻、ふくらはぎの4つの筋肉の総称で、座る時も立つ時も働く筋肉です。

1 大臀筋のストレッチ

仰向けになって、伸ばしたい方の脚を、反対側の脚のヒザあたりにおきます。両手でモモ裏を抱えて、身体側に引っ張りましょう。じわーっと伸ばすほうが効果的です。

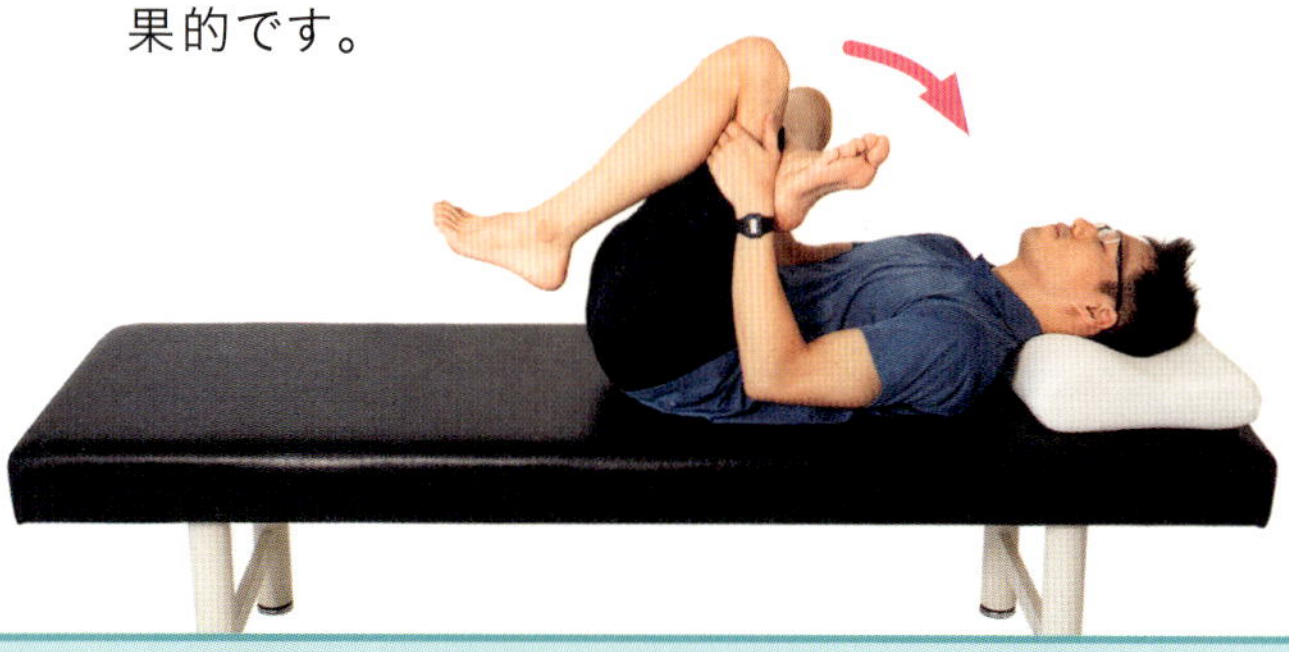

2 大腿四頭筋のストレッチ

仰向けになって、伸ばしたい方の足を曲げておきます。上半身をゆっくりと後方に倒して太モモ（大腿四頭筋）をじわーっと伸ばしていきましょう。

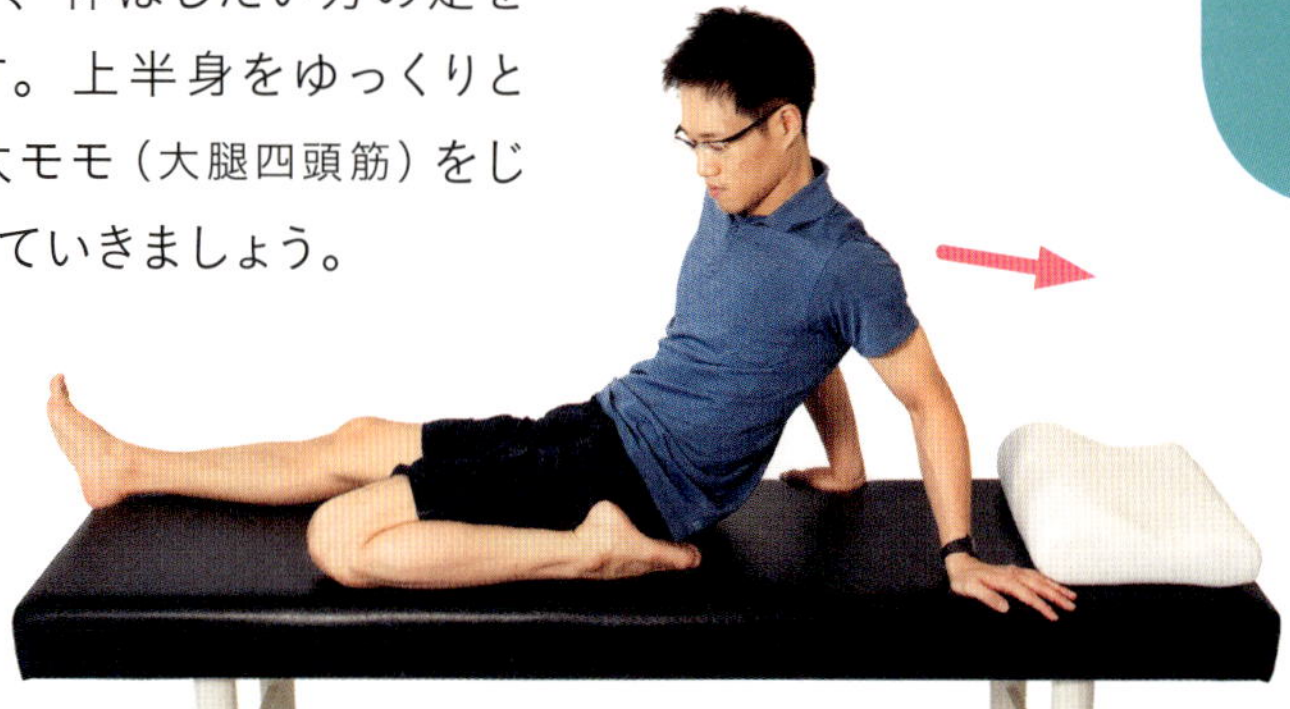

動画でチェック

3 脊柱起立筋のストレッチ

身体をひねり、その反対側へ腕を広げましょう。もう一方の手でひねった方のヒザをゆっくり下に押してください。

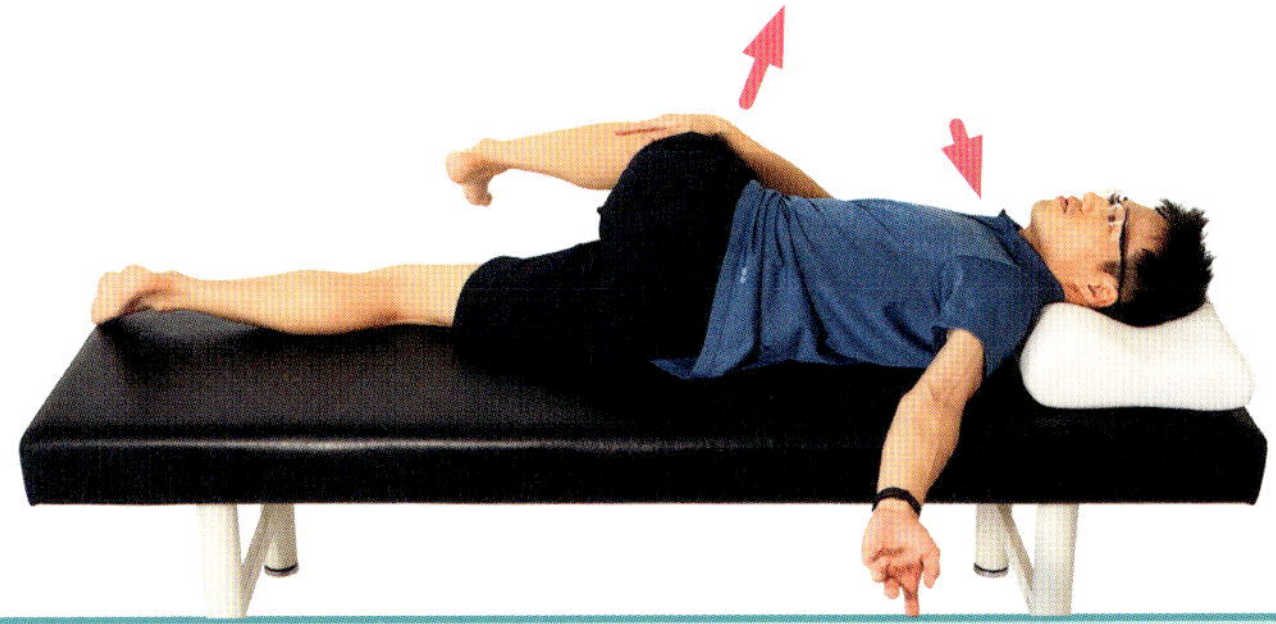

4 腓腹筋のストレッチ

伸ばしたい方のつま先を持ち、反対側の足の裏を内モモ付近に付けましょう。手でヒザを押さえて、ヒザが曲がらないように注意してください。

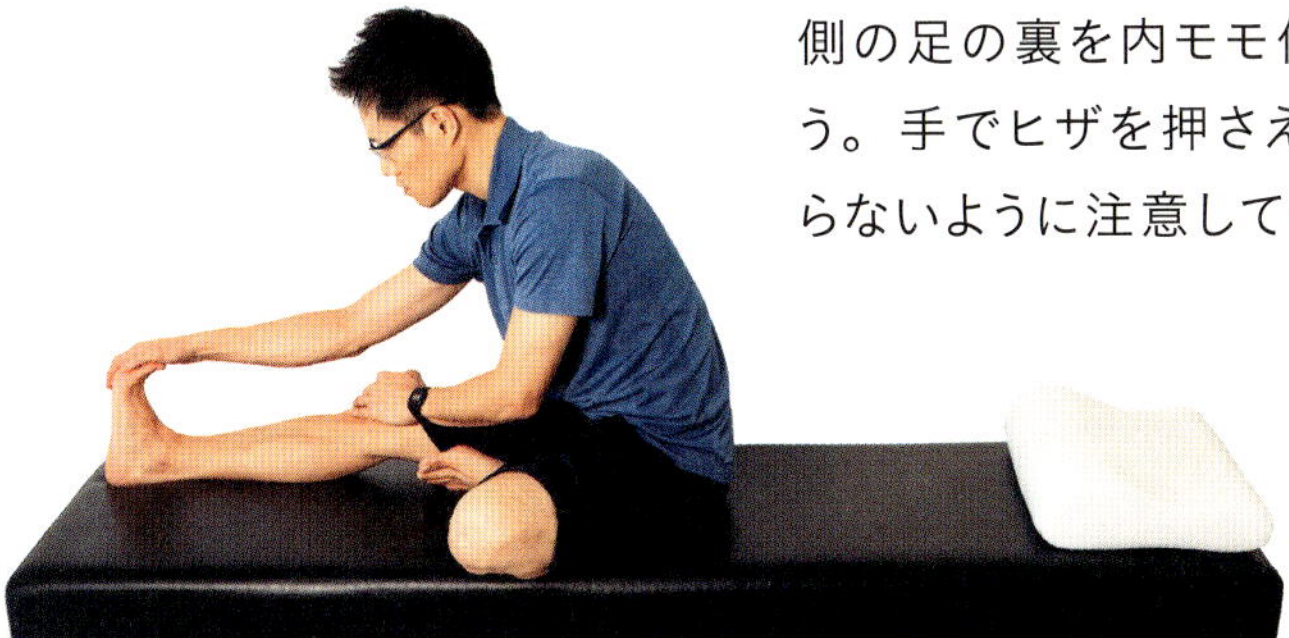

ストレッチは三日坊主でもオッケー

実際にこの本でストレッチをしてみていかがだったでしょうか？

この本では気軽に誰でも一人で実践できるストレッチを厳選してご紹介しています。

Twitterのフォロワーさんを始めとして、「とても効果があった」というコメントをいただいたものばかりです。実践して、生活のクオリティーが少しでも上がれば嬉しい限りです。

専門家の僕が言うのもアレですが、ストレッチは三日坊主でもオッケーなんです。

多くのお客様を今まで見てきましたが、「頑張るぞ！」と初めに意気込む人ほど、継続しないということが経験的によくわかっています。

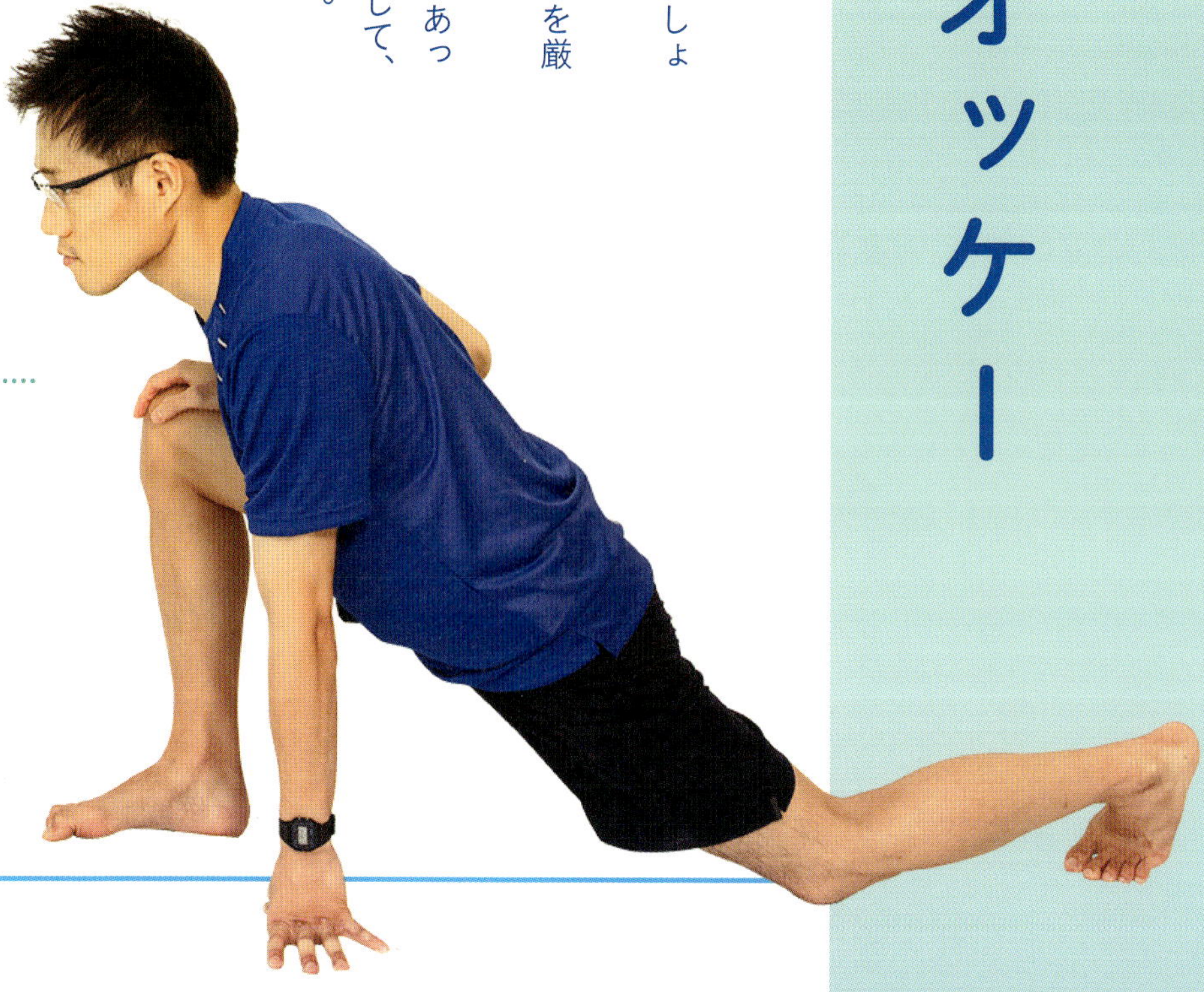

ですので、僕としては、毎日「頑張って」ストレッチしなさいとは言いません。

とにかく辛くなった時だけでもいいし、テレビを見ている時だけでもいいです。

毎日することが難しければ1週間に1回まとめて1時間位使ってストレッチしてもいいし、とにかく変に意気込んで、ストレッチするのが憂鬱になって、やめてしまうことがないようにしてくだされば嬉しいです。

普段の仕事やプライベートでの遊びなどで、なかなかまとまった時間が取れないと思います。

だからこそ気が向いた時にちょっと疲れた時にこの本を開いて、1分間だけでもゆるくストレッチしてみて下さい。

ストレッチトレーナー
なぁさん／中田雄大

動画でもご挨拶

なぁさん

1988年、兵庫生まれ。解剖学を熟知したパーソナルストレッチ専門家。ストレッチ専門店「Nストレッチ」経営。予約募集をかけると数分で定員となる大人気状態。Twitterフォロワーは現在15万5千人（2019年10月現在）。毎日Twitterでストレッチ動画やストレッチに関する情報を発信しており、「疲れがとれる」「生活の質が3段階上がった」「痛みが軽減された」と話題となっている。

Twitter　@nst_nakata

生活《せいかつ》の質《しつ》が感動的《かんどうてき》に上《あ》がる
なぁさんの1分《ぷん》極《ごく》伸《の》びストレッチ

2019年11月5日　第1刷発行
2019年11月20日　第3刷発行

著　者　なぁさん
発行者　佐藤 靖
発行所　大和《だいわ》書房
〒112-0014　東京都文京区関口1-33-4
電話　03(3203)4511

デザイン　三森健太（JUNGLE）
カメラマン　市川勝弘
イラスト　CHINATSU
CG制作　㈱BACKBONEWORKS
校正　鷗来堂
本文印刷　光邦
カバー印刷　歩プロセス
製本所　ナショナル製本
編集担当　大野洋平

ISBN978-4-479-78487-6
乱丁・落丁本はお取替えいたします
http://www.daiwashobo.co.jp